· 预防调理一本通 ·

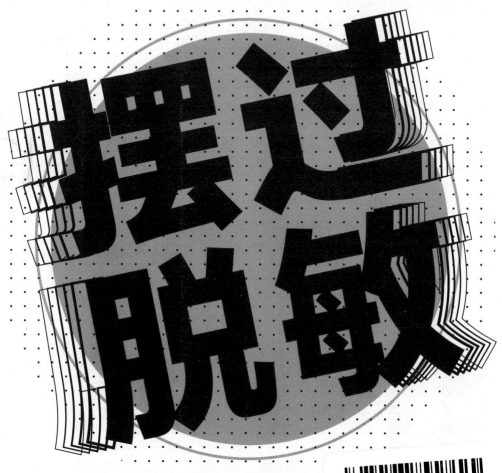

邱模炎 杨克新 主编

栾 洁 李 珊 副主编

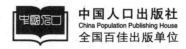

中国人口出版社
China Population Publishing House
全国百佳出版单位

图书在版编目（CIP）数据

摆脱过敏 / 邱模炎，杨克新主编 . —北京：中国
人口出版社，2024.1
（预防调理一本通）
ISBN 978-7-5101-8807-7

Ⅰ.①摆… Ⅱ.①邱… ②杨… Ⅲ.①变态反应病—
防治 Ⅳ.① R593.1

中国版本图书馆 CIP 数据核字（2022）第 245150 号

预防调理一本通 · 摆脱过敏
YUFANG TIAOLI YIBENTONG · BAITUO GUOMIN

邱模炎 杨克新 主 编 栾 洁 李 珊 副主编

责 任 编 辑	张宏君	
装 帧 设 计	侯 铮	
责 任 印 制	林 鑫 任伟英	
出 版 发 行	中国人口出版社	
印 刷	天津中印联印务有限公司	
开 本	710 毫米 ×1000 毫米	1/16
印 张	12	
字 数	200 千字	
版 次	2024 年 1 月第 1 版	
印 次	2024 年 1 月第 1 次印刷	
书 号	ISBN 978-7-5101-8807-7	
定 价	28.80 元	

电 子 信 箱 rkcbs@126.com
总编室电话 （010）83519392
发行部电话 （010）83510481
传 真 （010）83538190
地 址 北京市西城区广安门南街 80 号中加大厦
邮 政 编 码 100054

序 言

　　过敏，这个看起来是长两个红包、痒一下的小事，其实与我们每天都在谈的身体防御机构——免疫系统，有着莫大的关系。而且令人吃惊的是，过敏现象虽然是偶然发生的，但过敏一旦发生，这种机制就不会再离开你的身体，或者可以说，在你身体的免疫系统里，藏着一套"敏感"机制，时刻准备着，只要一接触过敏原，它就会呈现出过敏症状。而且，这种机制可能会跟随你一生，而过敏原很有可能哪里都有，你每天呼吸的空气、吃过的食物、街道两旁美丽的花园，或者只是自己家旁边几棵用来装饰环境的松柏树，都有可能让你满身红包、涕泪涟涟、呼吸困难。过敏就是这样，只要你身体里有"敏感"机制，它就会如影随形，无处不在。

　　过敏不是一件简单的小事，它是深入人体免疫系统，甚至深入某些细胞的一种特异性反应；它的表现多种多样；它的过敏原无处不在；它导致的危险包括了从皮肤一点点的丘疹、身体些微不适到休克，甚至死亡的各种过程；它喜爱的人群，上到步履蹒跚的耄耋老人，下到不满周岁的婴孩。到目前为止，医学界还没有一种方法能够彻底帮助易过敏人群摆脱这种症状。过敏，就像一只饱餐后玩心大起的"猛兽"，时刻准备着伺机"折磨"一下"敏感"的人们，而人们似乎对它一点儿办法都没有，只能"忍了又忍"。

　　我们对"过敏"的了解太少，即使它是一只"猛兽"，即使现代医学还不能完全治愈它，但我们总要学会一些"躲避""预防"或者"遏制"它的方法，让我们的生活轻松一些，快乐一些。

目录 CONTENTS

目录 CONTENTS

第三章

食物对过敏的影响 063

第四章

谨慎用药，远离药物过敏 091

目录 CONTENTS

第七章

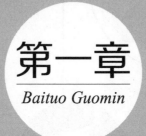

第一章

Baituo Guomin

科学认识过敏

过敏是人们日常生活中的一种常见病，过敏患者虽然不像肿瘤、脏器疾病患者那样需要忍受剧烈的身心痛苦，但过敏也绝不是忍忍就能过去的"小病"。在过敏的世界里，藏着许多看似不重要，却可能是终身无法改变的秘密。

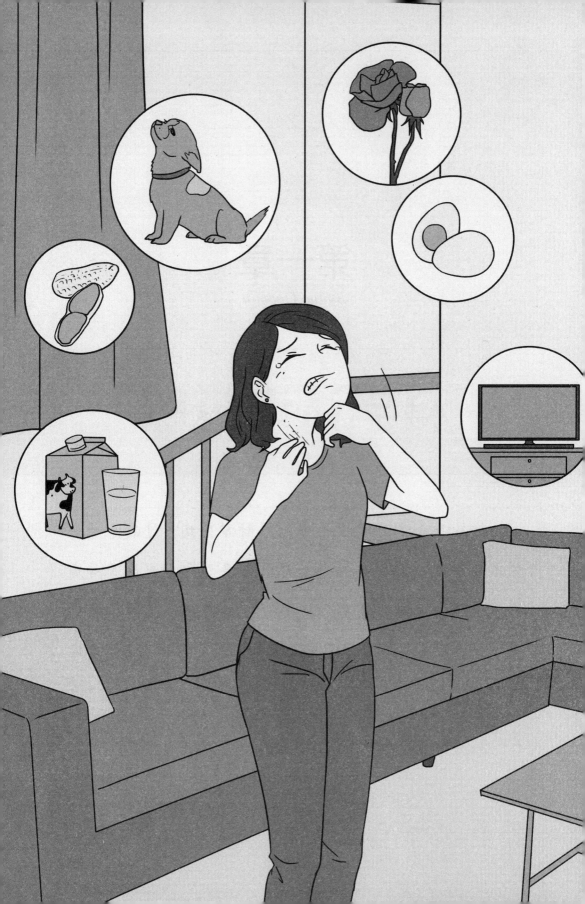

过敏是怎么回事

　　过敏，就是人体对某些药物或外界刺激产生的自身感受性不正常增高的一种现象。过敏从字面意思来理解就是对某种物质的刺激过于敏感。当你吃下、接触到或吸入某种物质的时候，身体会产生不正常的反应。从科学角度来说，导致这种反应的物质就是"过敏原"。在正常情况下，身体会制造抗体来保护身体不受疾病的侵害，但过敏者的身体常常会将正常无害的物质，误认为是有害的物质，从而产生抗体，这种物质就成为一种"过敏原"。这种过敏性反应会导致人的身体出现一些问题，而正常人的身上却不会有这样的问题出现。

　　人们在日常生活中接触了油漆、化工原料后出现的皮疹；吸入花粉和尘埃引起的支气管哮喘；吃了鱼虾或者鸡蛋引起的腹痛、呕吐和腹泻；使用某种药物而导致的水肿、休克或死亡等，都属于过敏反应。通常这些物质本身并不会让机体产生任何不好的反应，但在部分人身上却出现了损害机体的现象，这就是所谓的过敏反应，又可称作变态反应或超敏反应。简单来说，过敏其实是机体免疫的一种异常反应。

　　那么过敏反应包括哪些类型呢？根据过敏反应发生的机制可分为Ⅰ、Ⅱ、Ⅲ、Ⅳ四种类型，前面的三种都是 B 细胞参与的过敏反应。B 细胞来源于骨髓的多能干细胞，是由骨髓中的造血干细胞分化发育而来的，在医学上称之为骨髓依赖性淋巴细胞，简称 B 细胞。这种淋巴细胞受抗原刺激后，会增殖分化出大量浆细胞。浆细胞可合成和分泌抗体并在血液中循环。第四种类型则是由 T 细胞参与的过敏反应。T 细胞也是来源于骨髓的多能干细胞，只不过 T 细胞作用于身体的免疫方式与 B

细胞不同，T细胞一般不通过抗体产生作用，而是通过细胞直接作用。有些时候也会表现出过敏症状。

Ⅰ型过敏反应——速发型

速发型的过敏反应是最常见的一种，发生和消退都很快，一般在接触到过敏原后的几秒或数十分钟内出现。这种过敏就是当身体初次接触了过敏原之后，刺激了身体里的B细胞，过敏原在接触了B细胞后，B细胞经过一系列的增殖和分化，会产生抗体IgE，这个过程就是过敏的形成。10～20天后，IgE便会黏附在血液中喜欢碱性的粒细胞和组织中的肥大细胞上。这些细胞里面含有大量的"组织胺颗粒"及炎性介质，这些"组织胺颗粒"与炎性介质与体内一些相应的抗原相遇，便会发生"抗原-抗体"反应。这时，那些"组织胺颗粒"和炎性介质就会脱离细胞，变成组织胺释放出来，它们会促使肌肉痉挛，使得毛细血管的通透性增加，出现皮疹、水肿、腹泻、哮喘、痉挛等症状，严重的还可能导致小动脉扩张，发生休克，甚至死亡。这就是人们看到的过敏症状。

Ⅱ型过敏反应——细胞溶解型

Ⅱ型过敏反应发生过程也是比较快的，它的作用机制与身体中靶细胞受损有关。靶细胞是体内一种能够接受内分泌细胞分泌的激素刺激的细胞，它的表面带有某种抗原，在一定情况下，可以将特别的信号标注在身体中的"危害分子"上，以引起免疫系统其他细胞攻击。其实，这是身体的保护功能。

Ⅱ型过敏主要是由于药物、血型不符，导致靶细胞受到损害而引起的。事实上，Ⅱ型过敏反应在机体反应机制上，与Ⅰ型过敏反应基本相同，不同的只是Ⅱ型过敏原是在某种药物与体内的某种成分相结合后，刺激B细胞产生的抗体是IgG和IgM。这些抗体黏附在白细胞、红细胞、血小板上，存在于血液之中，当再遇到相同的某种药物的时候，则会与血液中的抗体形成"药物－抗体"复合物，从而激活补体。说到补体，我们就要来认识一下什么是补体。补体是一类存在于人和脊椎动物血清中协助免疫反应的一组血清蛋白质。可被"抗原－抗体"复合物或微生物所激活，导致病原微生物裂解或被吞噬。补体可以使得白细胞、红细胞、血小板等细胞发生裂解，产生非正常细胞，导致白细胞、溶血性贫血或血小板减少，造成过敏的发生。

Ⅲ型过敏反应——血管炎性过敏

Ⅲ型过敏反应似乎与人们常说的"过敏"不太相同，它与人们常听到的某些疾病，如红斑狼疮、类风湿性关节炎、结节性多动脉炎、过敏性血管炎等有关。但事实上，这些疾病也是身体产生过敏反应的结果，只不过这种过敏反应非常严重，且改变了身体的正常免疫系统状态，造成身体某些细胞永久性伤害。

Ⅲ型过敏反应是免疫应答中产物无法正常代谢引起的。众所周知，免疫系统是身体的防护系统，当有外界物质或非正常物质进入体内时，免疫系统会产生一定的反应以保护身体，这个过程称为免疫应答。在这个过程中，免疫细胞通过释放出不同的抗体与"异物"抗原产生回应，而抗原和抗体结合后会形成一种"抗原－抗体"复合物。正常情况下，身体免疫系统产生的这种"代谢物"会随着身体代谢排出体外。如果身体代谢过程中出现了某些因素，造成大量复合物沉积在组织中，就会引起以组织损伤或相关免疫复合物为标志的疾病，如红斑狼疮、类风湿性关节炎等。在医学上，这个过程也被称为过敏反应。不过，一般情况下，人们都不会出现这种过敏反应。

Ⅳ型过敏反应——迟发型

Ⅳ型过敏反应发生很迟缓，一般是在接触过敏原18～24小时后才会出现症状，48～72小时可达到高峰。它与前面三种类型过敏反应不同的是它与"体液免疫"无关，而是属于"细胞免疫"的异常反应。这个类型的过敏反应发生得很迟缓，需要提高警惕。这种过敏反应与T细胞有关。当某些外界过敏原进入体内后，会刺激T细胞释放出致敏因子，并与过敏原结合，形成一些非健康状态的细胞因子。这些细胞因子聚集并导致该部位发生病变需要一定的时间，因此被称为"迟发型"过敏反应。

Ⅳ型过敏反应的临床常见疾病为肺结核、接触性皮炎、器官移植的排斥反应等，其中常见的为接触性皮炎。

健康小贴士

人体的过敏反应与个体的免疫功能状态、所接触过敏原的性质、接触的途径及遗传因素有关。所以，在生活中我们要注意自己的生活方式，在接触新物质前，首先要小部分尝试一下，观察自己是否有过敏反应，以避免严重过敏反应的出现。

免疫与过敏的关系

过敏其实是免疫系统保护身体所做出的一系列反应，这种反应大部分是短时期的或暂时的，而有的反应却会给免疫系统带来彻底的损害，导致某种疾病。在生活中，人们印象中的过敏反应，更多的是指短时期或暂时的皮肤或身体上其他组织或器官的反应。

免疫是什么

何为免疫？我们在生活中有这样的认识，就是当我们患过某种感染性疾病以后，再得这种疾病的概率就会很小，如天花、麻疹等疾病在患过一次后一生都不会再发病。日常生活中，我们为了预防某种疾病的出现，还会注射疫苗，如流感疫苗、乙肝疫苗等。这些情况，归根到底就是因为当我们的身体在受到某种细菌、病毒或者疫苗的刺激后，在身体里会产生一种对这种疾病的免疫力，以保证以后少生病或不生病，这种防御功能就是免疫。

免疫系统是人体的自我保护系统，它的目标是保护机体不受任何"异己物质"的侵害。在人们的印象中，"异己物质"是异物，主要是指由外界进入身体的细菌、病毒、寄生虫等因素。事实上，"异己物质"并不是仅指这些，它还包括机体本身的细胞。在某些特定情况下，身体自身细胞也会变成"异己物质"，如体细胞非正常老化转变成为癌细胞，或者干细胞分化出不成熟的细胞等，免疫系统都会将其视为"异己物质"，进而进行"攻击"，以保证身体健康细胞的数量和机能。

免疫系统机制

目前的医学对免疫概括有三大功能：一是防止细菌、病毒或异物入侵的生理防御功能；二是清除体内新陈代谢中衰老、死亡或损伤细胞的自身稳定功能；三是消灭突变细胞的免疫监视功能。正是免疫的这些功能才使得我们身体内的环境保持平衡和稳定。但是当免疫亢进的时候，就会发生过敏反应和自身免疫疾病。反之，当免疫功能过低的时候，就会出现免疫综合征或肿瘤。

在我们看似平静的身体内部，其实每时每刻都在进行着"战斗"，就是免疫系统同"异己物质"的战斗。免疫系统由各种各样的细胞组成，当一个"异己物质"进入身体或身体中产生一个"异己"时，免疫系统各细胞就会接收到身体的信号，进而进行"吞噬""分解""清扫"等工作，医学上将这个过程称为免疫反应。

理论上讲，任何免疫反应都是成功的，但有时在清除了"异己物质"后，由于某些因素，免疫系统还会处理绝对无害的物质或细胞。免疫系统这种失控，会导致过旺的破坏性反应，这些破坏性反应就叫作"过敏反应"。

健康小贴士

我们要在日常生活中注意提高自己的免疫力。一是要加强锻炼，使身体强健；二是要科学饮食，控制烟酒；三是要注意劳逸结合及健康的生活方式。当然在必要的时候，还要求助于医生来提高或降低自身的免疫力，使免疫系统正常运转。

常见的十大过敏原

生活中的过敏现象非常常见。据统计，全世界大约有 1/3 的人会出现过敏症状。这种疾病虽然大部分不治疗也能忍过去，但长此以往过敏症状会越来越重，甚至会并发中耳炎、鼻窦炎、支气管哮喘以及其他多种疾病，所以在出现过敏症状的时候要及时就医。

但让人矛盾的是，这些抗过敏药除了治疗过敏外，还会产生一些不良反应，如使人困乏疲倦，给人带来感染、发胖、色素沉着等问题，甚至损害肝肾功能；而停止用药后，过敏症状也常常会复发甚至加重。因此，世界卫生组织指出：在对付过敏这种疾病的时候要以预防为主，学会隔离过敏原。

下面列举的十项是非常容易引起人体过敏反应的过敏原，我们可以有针对性地采取预防措施。

尘螨

尘螨引起的过敏症状有鼻炎和哮喘。

这种过敏的原因是尘螨的排泄物会分解成一些极微细的粉尘，它们会附着在枕头、地毯、床单或窗帘上，一不小心吸入鼻腔，就会引起鼻炎，吸入肺部则容易导致哮喘的发作。

我们在预防尘螨的时候，要尽量使用床罩将床罩起来；床单和枕套每两周清洗一次，洗涤物品的水温要控制在 60℃以上，这样就可以达到隔绝或杀死尘螨的效果；尽量不使用地毯，如果要用，就用聚乙烯地毯来代替纯羊毛的；家中多余的衣物以及毛织物品、毛绒玩具等，最好放置在储物柜内；使用百叶窗和卷帘等物品来代替织物窗帘；家中要尽量避免使用填充式的家具，如果有书籍，最好放在带门的书柜内；减少室内容易堆积灰尘的悬挂饰物；保持室内空气流通；经常使用有除湿功能并带有负离子或等离子杀菌功能的空调。

花粉、草籽、柳絮等

花粉等物引起的过敏症状是：阵发性或者连续不断地打喷嚏和流鼻涕、流眼泪等，有时候还会引起胸闷和哮喘。

这些过敏疾病出现的原因是，花粉、草籽、柳絮等无孔不入，一旦它们与鼻腔内壁或咽喉内壁等地方发生接触，就会刺激黏膜从而引起过敏。

想要预防花粉、草籽和柳絮这类物质引起的过敏，就要尽可能在清晨以及深夜，或者下雨后花粉数量最少的时段外出活动，尽量不要在花粉数量最高的傍晚外出；当花粉季节到来的时候，外出时一定要戴口罩和有镜片的眼镜（不要戴隐形眼镜）；在开车外出或在室内的时候都要关好窗户，尤其是卧室的窗户一定要关好后再睡觉，以防花粉在夜晚飘进房间，因为夜间的过敏症状是最严重的；还有就是在花粉季节切不可将衣服晾晒在屋外，以免花粉附着在衣服上；如果不得已在花粉数量最多的时候外出，回到家之后要马上换上干净衣服，并且及时洗头或者用湿毛巾擦拭头发；如果有车的话，买一个车上用的空气过滤器；如果准备买新车，不妨买空调设备中已经有花粉过滤装置的车，或者自行安装一个过滤器。

真菌

真菌（俗称"霉菌"）引起的过敏症状是呼吸道发痒并出现呼吸困难。

在温暖、潮湿的环境中很容易滋生真菌。有些真菌还能够释放出成千上万的、极其微小的孢子。这些孢子在进入呼吸道后就会引起呼吸道黏膜过敏，从而出现呼吸道发痒或呼吸困难的过敏症状。

在这种情况下，建议不要在屋内摆放太多的花草，如果室内有盆栽，也不要给盆栽的植物浇过多的水，因为湿土是真菌生长的绝佳环境；还要不断地监控屋内的温度和湿度，将室温保持在25℃左右，湿度在40%～50%；经常用稀释过的漂白水来擦拭厨房、浴室等潮湿环境，擦拭过后静置5分钟，再以清水擦净；并且要保持居室空气流通。

宠物

宠物引起的过敏症状有咳嗽、气喘、鼻炎等。

此类过敏的过敏原来自宠物的毛发、皮屑等，这些东西附着在室内物品上，当你走动时，它们就会趁机扬起并钻进喉咙引起黏膜过敏。另外，宠物的唾液变干后，其中含有的潜在过敏原也会释放出来。

所以在准备饲养宠物之前，一定要花些时间与别人的宠物相处，从而弄清自己是否对宠物过敏。由于猫导致人过敏的概率是狗的两倍，因此事先与猫相处尤为重要；还要经常给宠物梳理身体，这种活动最好在室外完成，并保证每半个月给它们洗一次澡，以尽量除去过敏原，当然也别忘了清理宠物的窝；还有就是避免在屋内放置过多织物，经常打扫屋内卫生，打扫时戴上口罩，同时还要使用高效能吸尘器。

食物

食物引起的过敏症状以皮肤发红、发痒最常见，也可能会出现唇舌肿胀、恶心、腹泻等。这种过敏现象多发生在脸部、口腔四周或身体躯干等部位。

这种过敏的预防，就是在发现会使自己过敏的食物后要避而远之，千万不要存有侥幸心理。医学研究发现，生活中有90%以上的食物过敏是由牛奶、花生、鸡蛋、黄豆或小麦中存在的过敏原引起的。其他容易引起过敏的食物还有燕麦、玉米、牛肉、巧克力、香蕉、咖啡因、柑橘类水果、草莓、杧果、西红柿、贝类和鲑鱼以及核果类食物等。我们还要避免食用含有人工色素、香兰精、尤加利醇、苯甲醛、麸胺酸钠、安息香酸盐及胭脂木等食品添加剂的食物，因为这些物质也容易导致过敏。对某些水果过敏，有可能是因为其外皮或所使用的清洗剂，建议吃水果的时候去掉外皮。平时我们要多喝温开水、注意饮食的均衡，要给自己减压，因为过大的压力也会加重免疫系统负担，从而引发食物过敏。

药物

药物引起的过敏症状主要以皮疹为主，出现皮肤发红痛痒、长水疱等现象，有的时候还会出现低热、喉头水肿、浑身不适、呼吸困难、哮喘、恶心、呕吐、血压下降等症状，严重的甚至会出现休克。

这些过敏是因为药物中的某些特殊成分而导致的。

所以在使用一些药物的时候，一定要谨慎。如在使用青霉素等易致敏药物前应该先做皮试，一旦出现过敏现象，就要绝对避免使用。其他容易导致过敏的药物还有头孢类、磺胺类抗生素、一些中药注射剂等，所以在使用这些药物之前应咨询医生。

甲醛

甲醛引起过敏的症状有咳嗽、鼻塞、皮肤瘙痒、头晕等。

由于甲醛有消毒、防腐和收敛等作用，所以它在木地板、木制家具以及洗涤剂中被大量使用，还有一些纺织品和衣料中也添加少量甲醛。虽然它的用处很大，但它对人体的健康是有害的，非常容易导致过敏，甚至可能致癌。

这就要求我们在装修的时候，要选择绿色的家装材料，在装修后也不要着急入住，先做好室内空气净化与通风工作，让室内存在的甲醛得到充分挥发；还有新买的衣物，尤其是内衣要先漂洗几遍，于通风处晾干后再穿；即使已烘干或干洗的衣物，也要先放在通风处晾一阵再收起来。

电器

电器引起过敏的症状是眼睛肿胀、咽喉不适。

这就要求我们在摆放电器的时候，要将电器放置在通风处并尽量避免与电器长时间接触；还可以在电器旁边摆放一些吊兰等能净化空气的植物来减少过敏原。

生殖器分泌物

生殖器部位的分泌物所引起的过敏症状是皮肤发红、发痒。

生殖器分泌物，如白带、经血、精液等，都有可能刺激局部皮肤或黏膜从而导致过敏，引起皮肤发红、发痒。

出现这种情况的时候要咨询医生，及时服用医生推荐的抗过敏药物；在性生活中多使用避孕套，从而减少分泌物与皮肤的接触，预防过敏；当性生活结束后，女方还可以立即下蹲，让精液流出阴道；男女双方都要及时排尿并清洗性器官，以防止过敏。

避孕套

避孕套引起的过敏症状是生殖器红肿、痛痒。

有些避孕套中添加的杀精剂会导致某些人过敏；另外，避孕套是橡胶制品，在性生活中其化学成分也可能刺激黏膜而引起过敏。

预防这种过敏就要选择不含杀精剂的避孕套或选择口服避孕药等避孕方式，避免使用避孕套。

健康小贴士

在生活中要注意远离过敏原，时刻防范，从而让自己远离过敏。当然，在不知道自身过敏原的情况下，最好找医生咨询，遵从医嘱。

你是过敏体质吗

过敏体质的人，一方面大多是通过遗传从父母亲那里得来的，另一方面是由于饮食不当、压力过重等导致抵抗力变差、影响免疫功能后出现的过敏体质。

什么是过敏体质

我们在研究过敏的时候，一般都会将那些比较容易发生过敏反应和那些得了过敏性疾病但又找不到发病原因的人的体质，称为"过敏性体质"。具有"过敏性体质"的人会发生各种各样不同的过敏反应及一些过敏性疾病，如有的患过敏性哮喘，有的患湿疹、荨麻疹，有的则对某些药物特别敏感，会发生药物性皮炎，甚至剥脱性皮炎。

过敏体质的"体内"特点

过敏反应发生后会对生活、身体产生很大影响，并会带来身体和心理上的双重痛苦。你是不是过敏体质呢？会不会在某些特定的环境中接触了某些物质，产生可怕而痛苦的不适反应？

在医学上，容易发生过敏反应的人，与不容易发生过敏反应的人，在体质上有明显的差别。容易发生过敏反应的人，体内免疫球蛋白 IgE 含量要比不容易发生过敏反应的人高出 1 ~ 10 倍；体内 T 细胞中的辅助性 Th2 型细胞要比主导性 Th1 型细胞多。另外，与不易过敏的人群相比，易过敏人群体内缺乏某些消化酶以及肠黏膜表面的保护性抗体——免疫球蛋白 A（SIgA）。还有，组织胺酶的数量也比不易发生过敏反应的人少。

过敏体质自测

当然，以上这些过敏体质人群拥有的特征都是非常"隐蔽"的，即使使用最精准的仪器检测，还需要分析一段时间，况且不是所有人都有条件并且适合做这样的医学检测。更多的人希望通过生活中身体上的某些特征，来辨别自己是否为过敏体质。下面这个测试就是通过日常生活中身体细节的表现，来检测自己是否为过敏体质。

1. 小时候曾经患过湿疹，长大后皮肤上也会偶然冒出几颗。

2. 非常注意个人卫生，但身上总出现不明原因的痒感，尤其是在春季。

3. 皮肤上总出现不明原因的疙瘩，而且伴随痒感。

4. 灰尘大的时候，容易出现流鼻涕、打喷嚏等症状。

5. 春夏之际，总感觉脸上痒痒的，虽然没有明显的特征。

6. 夏季晒太阳后，皮肤很容易变红，颧骨位置尤其明显。

7. 秋冬季节，裸露在外的皮肤容易出现脱屑现象。

8. 经常感觉鼻子内部不适，想要挖鼻孔。

9. 经常感觉眼睛不适，揉一揉似乎能好一些，但过一会儿又会不适。

10. 哭的时候，眉毛部位会发红。

11. 眼睑下经常出现黑眼圈，即使睡足了也是如此。

12. 容易感冒。

13. 家中有亲人是过敏体质。

在以上前 7 个症状中，只要出现了 1 种，就有可能是过敏体质。在 8 ～ 13 的症状中，同时出现 3 个，则表明可能是过敏体质。

健康小贴士

有过敏体质的人，尤其是有过敏性鼻炎和哮喘的人，在春季要特别注意预防花粉过敏，而在秋冬季节一定要注意天气忽冷忽热的变化引起的鼻炎或者哮喘。只有加强防范，避免接触过敏原，才能够远离过敏。

过敏性疾病的危害有多大

俗语说"牙痛不是病,疼起来真要命",牙病虽小,但对身体健康、生活等方面影响非常大。过敏也是如此。在人们看来,过敏这件事好像对人们生活影响并不大,即使有痛感、痒感,但只要忍忍也能过去。当然,这只是偶尔过敏一下或者过敏症状很轻的人,甚至是从来没有过敏反应的人的感受。其实,过敏性疾病对身心的危害是非常大的。

常见过敏性疾病对身体的伤害

过敏性疾病没有一定的年龄限制,从新生儿到老年人各个年龄阶段都有可能发生。生活中,过敏性疾病以速发型过敏反应最为常见。速发型过敏反应往往通过皮肤、呼吸道、消化道,甚至是意识等方面表现出来,常见的有过敏性鼻炎、接触性皮炎、湿疹、荨麻疹四种。不同疾病的表现不同,对人们的伤害也不同,因为这会受到人们耐受能力的影响。

过敏性鼻炎。这是生活中最常见的过敏性疾病之一,常常有阵发性和连续性喷嚏、大量流清鼻涕、鼻痒、鼻塞等表现。它往往是空气中包含的花粉、粉尘刺激鼻黏膜引发的机体免疫反应。过敏性鼻炎经过治疗可以无症状,持续时间则要根据接受的过敏原刺激而定。

接触性皮炎。接触性皮炎也是生活中很常见的过敏反应,常常发生在传统意义上的"易过敏体质"的人身上。接触性皮炎症状主要以皮肤性反应为主,表现为局部皮肤出现界限清楚的红肿,同时伴有痛痒等感觉。它是由于皮肤接触了清洁剂、化妆品、化纤、涤纶材质衣料、杀虫剂、强酸、强碱等致敏物或刺激物引起的。如能在早期发现并治疗，可速愈，否则可能转化为其他形式的过敏性疾病，如湿疹。

湿疹。湿疹可发于各个年龄段，是一种以皮肤上出现水疱、红斑、丘疹，同时可能伴随着剧烈瘙痒、糜烂、疱液渗出、结痂、脱屑、色素沉着等症状的过敏反应。常发生于夏、冬季，持续时间较长。

荨麻疹。荨麻疹是以皮肤上出现大小不等的水肿性风团为主要标志的过敏反应，常伴随着剧烈的瘙痒。致病原因可能是某些物理、化学刺激或易过敏人群不慎进食了某些食物或药物引起的。持续时间也较长。

过敏反应对身体有哪些伤害

轻微的过敏可能会影响人们的心情，但无伤大雅，通过药物或休息等方式，就会度过这段令人厌烦的时期。但症状稍微严重的或者对瘙痒耐受能力比较低的人，就会感觉非常痛苦，严重者会影响生活和工作。

同免疫力比较强的成年人相比，过敏对正在成长的孩子造成的伤害要大得多。比如，患了过敏性鼻炎的孩子，因为鼻塞、流鼻涕等症状影响睡眠，也可能影响孩子的生长发育。另外，过敏性鼻炎如没有及时医治，可能会并发急慢性鼻窦炎，严重者还会影响孩子的听力和嗅觉。

过敏性疾病出现的瘙痒、皮肤有明显红肿、脱屑等症状，会给孩子造成一定的心理压力。如果孩子的皮肤症状遭到同学的嘲笑和歧视，甚至还会导致孩子产生敏感、缺乏自信、脾气暴躁等情绪反应，严重影响孩子的心理健康。

健康小贴士

　　减少过敏性疾病伤害的最好办法是早期发现，这点非常重要。一般说来，过敏性疾病并不会猝然发展到很严重的地步，从接触过敏原，到过敏反应发生，需要一定的过程，这段过程在临床上叫作过敏进程。而在这段时间内发现过敏，并积极采取措施，就可以降低易过敏人群发生其他过敏性疾病的风险。

过敏会遗传吗

在人们的印象中，过敏性疾病只是身体对某种"不适应事物"的刹那反应，不会遗传。但事实是，过敏是会遗传的。不过，这种遗传并不像其他遗传性疾病那样明显。比如，妈妈或爸爸患有过敏性疾病，如过敏性鼻炎等，对宝宝来说，他患过敏性疾病的概率就要比其他孩子高很多，更重要的是，宝宝出生后，他的过敏性体质并不会通过过敏性鼻炎来表现，而很可能会先在皮肤、胃肠道等方面表现出来。

过敏为何会遗传

过敏是由身体的免疫力异常引起的，而免疫力是由体内的免疫系统产生的，它分为自然性免疫力和获得性免疫力。当然，免疫系统也包括两部分，那就是自然性免疫系统和获得性免疫系统。自然性免疫系统顾名思义就是纯天然的，自出生那天起就具有的一种抗病能力，而自然免疫力就是由自然免疫系统产生出来的。

婴孩的免疫系统首先来自自然性免疫系统，而这个系统则来源于父母。父母患有过敏性疾病，体内的免疫细胞就会遗传给孩子，造成孩子的易过敏体质。

获得性免疫力是指机体在生活过程中自然获得的，就是在细菌和病毒的刺激下，由免疫系统产生的诸如抗体、细胞因素、补体等免疫物质，来消灭入侵细菌、病毒，中和毒素，使这些病毒、细菌失去致病能力，从而达到保护身体的目的。一般非易过敏体质出现了过敏症状，通常是获得性免疫力。而获得性免疫力也可能会转变成过敏体质，并遗传给孩子。

过敏性疾病的遗传概率

一般说来，父母都是过敏体质的，孩子为过敏体质的概率可达到70%；如果只是妈妈为过敏体质，那么孩子为过敏体质的概率是50%；如果只是爸爸为过敏体质，那么孩子为过敏体质的概率要小很多，但也可能会达到30%。

另外，由于过敏是由基因和环境等多重因素导致的疾病，父代到子代遗传并不一定符合传统意义上的遗传规则。生活中有很多父母本身并不是过敏体质，但孩子很有可能是过敏体质，这是由于父辈的兄弟、姐妹或者父母、叔伯、表兄妹之间存在过敏体质。

遗传性过敏可预防吗

通常，遗传性疾病预防起来非常困难，遗传性过敏也是如此。不过，由于过敏反应是由"异己物质"引起的，需要这种特定条件，因此父母们可以在孩子接触过敏原方面进行预防。比如，父母都是过敏体质的婴孩，父母可以通过完全避免孩子接触过敏原来预防孩子的过敏。而在孩子的成长过程中，随着身体免疫能力的增强，或者父母有意识地提高孩子身体对过敏原的耐受性，孩子免疫系统可能会增强，并提高对某些过敏原的耐受性，减少过敏反应的出现。

健康小贴士

　　一些具有"提高免疫力"作用的保健品，可能并不适合所有人服用，如蒜素、葡萄籽提取物、牛初乳、有机硒、螺旋藻、甲壳素、蜂胶、灵芝、冬虫夏草、黄芪、维生素、钙等，服用不当可能反而对健康造成伤害，建议咨询有资质的医师后再使用。

过敏性疾病能根治吗

过敏性疾病是否能根治，是每个拥有过敏体质的人最想知道的事。从理论上讲，过敏性疾病是机体接触异物而产生的免疫应答反应，是机体排除异物的一种防御反应，是无法根治的。然而，在现实生活中，有些过敏体质的人，因进行了某种治疗后，确实不会再对同一种物质产生过敏反应了，这是怎么回事呢？

回避过敏原与脱敏治疗

从理论上来说，过敏性疾病是个人的体质问题，无法根治，唯一能够预防疾病发生的方法就是不接触过敏原。而有些过敏体质的人，经过治疗后，之所以会对某一种物质不再产生过敏反应，是因为他们经过了脱敏治疗。现在很多医院在宣传脱敏治疗时，似乎都将脱敏治疗视作唯一一种能够根治过敏症的方法，但事实上，脱敏治疗也是一种治标不治本的方法，它的反应机制就是提高易过敏人群对过敏原的耐受力。

脱敏治疗又被称为特异性免疫治疗，是指在易过敏人群确定了变应原后，将该变应原制成变应原提取液，根据易过敏者对变应原的反应，用不同浓度的制剂，反复注射或通过其他给药途径，让易过敏人群反复接触该变应原，从而提高机体对变应原耐受性的过程。如果脱敏治疗成功，那么对该变应原易产生过敏反应的人，再次接触到该变应原时，将不会产生过敏现象，或者过敏现象大大减轻。从这个角度上看，脱敏治疗在一定程度上治疗了过敏性疾病。不过，这样的结论并不完全正确。

脱敏治疗并不能根治过敏性疾病

根治过敏性疾病是指通过有效的医学手段或方法，能够在一定时期内，从根本上治愈疾病。脱敏治疗通过一系列方法可以使过敏现象发生改变或减轻，但并不能彻底改变过敏状态。另外，脱敏治疗只能对过敏性鼻炎、过敏性哮喘、过敏性皮肤病、花粉症和蜂毒过敏症等 I 型变态反应性疾病有效。对有细胞溶解型或者其他类型的过敏反应，脱敏治疗的效果并不是很明显。

脱敏治疗之所以能够对 I 型变态反应性疾病有效，是因为人们发现包括哮喘病在内的 I 型过敏性疾病是由于免疫应答中 Th1/Th2 的比例失衡和其他一些因素综合引起的，而脱敏治疗方法可以干扰 I 型变态反应的自然发展进程，调节易过敏体质者的细胞免疫应答和体液免疫应答。在这里，大家一定要注意是"调节"，并不是改变。

简单来说，易过敏体质人群的免疫系统就像一个脾气暴躁的人，对异物进入身体特别敏感。一旦异物进入，他就会生气，不管这个异物是否为敌人，都会被他标上"敌人"的标记，然后不断攻打敌人。在战斗的过程中，难免伤到自己，引起过敏反应。而脱敏疗法就像是隐藏在免疫系统里的一个狡猾的"军师"，他看到"将军"生气了，就会偷偷拔掉那些标在异物身上的"敌人"标记，从而达到减少战争的目的。尽管脱敏疗法这个"军师"的方法很聪明，但他并没有改变"将军"——免疫系统的"脾气"，也没有办法阻止"异物"进入。所以，一旦以后"将军"与"异物"见面了，还是要引发战争的，只不过，每次"军师"可能都会偷偷撤掉某些异物身上的标记，减小战争规模。

所以，从这个角度上说，脱敏疗法并不是真的治愈了过敏性疾病，只是减少了过敏现象的发生。

健康小贴士

　　虽然脱敏治疗并不能完全根治过敏性疾病，但在治疗过程中，脱敏治疗确实能够改善过敏性哮喘的发作概率，甚至可完全杜绝过敏性哮喘的再次发生。从这点上说，脱敏治疗是非常好的治疗方法。如家中过敏体质小儿容易发生过敏性哮喘，不妨试试这种方法。

过敏性疾病和心情有关

过敏性疾病与心情有很大关系。有人曾在过敏性疾病患者中做过一个调查，发现有80%的人在过敏性疾病发病前或加重前，均有不良情绪反应。而在生活中，我们也有过这样的经验，心情恐惧或者害怕时，过敏性哮喘等疾病就会突然发作。平时生活很悠闲，一旦有紧急任务或者神经高度紧张时，皮肤就会出现痒感，总想抓挠一下，而有的时候仔细一看，皮肤上果然有荨麻疹。这些实例说明，易过敏人群强烈的情绪变化会诱发过敏反应。

心情为何会影响过敏性疾病

人们在不同心情时，身体会分泌不同的激素，而这些不同的激素可能会对免疫系统产生不同的影响。免疫系统的变化就是其中决定过敏反应的细胞激活状态不同，这就可能诱发过敏性疾病。比如，过敏性哮喘是由于多种细胞，特别是肥大细胞、嗜酸性粒细胞和T淋巴细胞过于敏感造成的，而人在情绪激动、亢奋时，身体机制会表现出另外一种状态，各个细胞会表现得格外活跃。与此同时，免疫系统中的肥大细胞、嗜酸性粒细胞和T淋巴细胞也会被激活，进而诱发过敏性哮喘。

其他过敏性疾病也是由于免疫系统敏感，某些细胞特别活跃造成的，当某种情绪出现，刺激这些细胞变得活跃时，就会诱发过敏性疾病。

坏心情导致过敏性疾病症状加重

易过敏体质人群情绪的剧烈变化，除了能让人体机制最为熟悉的过敏性疾病"启动"外，还会影响过敏性疾病的症状，促使疾病表现得更为严重。关于心情对身体健康的影响，几乎生活中的每个人都有深刻的体会。当身体中任何一种疾病发作时，心情的低落或者沮丧，都会影响疾病的康复。其原因是长时间心情低落或沮丧，会致使体内新陈代谢减慢，大量代谢产物无法及时排出体外，成为堆积在体内的毒素，进而影响疾病的恢复。过敏性疾病也是如此。

哪些过敏性疾病易受心情影响

心情与过敏性疾病的关系并不是单向的，而是互相影响的。一般来说，正在忍受过敏性疾病的人，会普遍产生以沮丧、消极情绪为主的抑郁心理，而这些消极情绪又会反过来作用于疾病，影响疾病的康复。

在临床治疗过程中，医生们发现，某些情绪与某些过敏性疾病似乎有固定的影响关系，比如，过敏性哮喘患者可能会产生恐惧和紧张心理，时间长了还可能形成一种"情绪－疾病"模式，生活中一旦出现恐惧、紧张心理，就容易出现过敏性哮喘；慢性湿疹或荨麻疹等过敏性皮肤病的迁延不愈可能会使患者产生失望和无助的情绪，而随着湿疹、荨麻疹的瘙痒发作，又可能导致躁动不安、神经质的情绪。同时，这些情绪会反馈给过敏性疾病，越躁动不安，就越觉得瘙痒、身体不适；越觉得身体不适，就越会产生失望和无助的情绪，从而使疾病和情绪进入一个恶性循环的怪圈，并最终影响疾病的恢复。

　　另外，正在遭受过敏性疾病痛苦的人的情绪变化，还可能会影响其生活质量，包括使工作、学习效率下降，厌恶社会交际等。这些都有可能会让过敏性疾病症状变得更加糟糕。

健康小贴士

　　心情可以通过体内激素含量的变化，影响免疫系统某些细胞的活性而对过敏性疾病产生影响。所以，并不是只有不好的情绪会对过敏性疾病产生不良影响，过大的情绪波动都可能对过敏性疾病产生不良影响。比如，人在非常高兴的时候也容易复发过敏性哮喘，这就是一个例证。

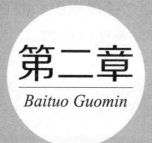

第二章

Baituo Guomin

解读常见过敏性疾病

过敏性疾病并不像人们所想象的那样，只是在皮肤上出现一点红斑或丘疹，严重的过敏性疾病可能会对身体组织和器官造成永久性伤害，成为终身疾病，甚至导致休克、死亡。

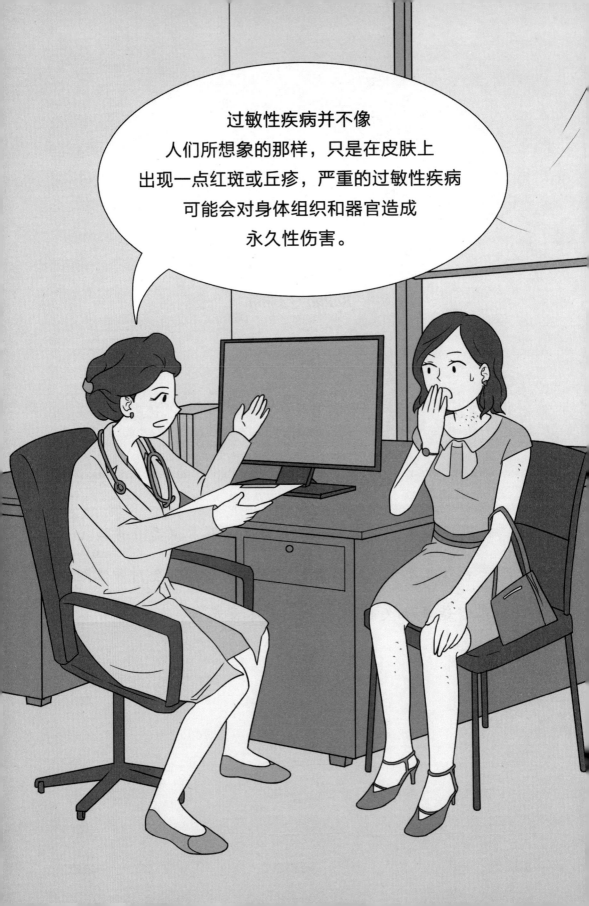

接触性皮炎

接触性皮炎是生活中最常见的过敏性反应之一,症状可轻可重,轻者意识不到,严重者则可能会引起发炎、红肿、瘙痒等症状。春天,当你和家人、朋友到郊外踏青游玩后,脸上有时会有瘙痒的感觉,有人还会有明显的灼痛感,甚至出现红斑和丘疹,这就是接触性过敏反应。当你新买了一件首饰,高高兴兴戴上后,可能不到一天时间,就会觉得与首饰接触的皮肤发红、发痒,很不舒服,这也是接触性皮肤过敏反应,即俗称的接触性皮炎。

皮肤是人体最大的器官,每天要接触成千上万种不同的物质,所以在皮肤上出现过敏反应的概率就很高,我们把这种由于皮肤黏膜接触刺激物或致敏物质后所发生的皮肤炎症称为"接触性皮炎"。

接触性皮炎症状

接触性皮炎的症状是在接触部位出现我们可以看得见的边界清楚、略高出皮肤表面的水肿性红斑,还有大量密集的、像针尖一样大小的丘疹,当病情严重的时候,那些水疱就会破裂形成糜烂面。如果这种接触性皮炎发生在眼睑、口唇、包皮等部位的时候,就会表现出局限性水肿,有瘙痒、烧灼以及胀痛等感觉,还有少数严重者会有全身反应,出现发冷、恶心和头痛等症状。

接触性皮炎发生的原因

接触性皮炎的发生，根据原因可以分为原发性刺激和变态反应两种。原发性刺激的接触物对皮肤具有很强的刺激性，任何人在接触后均可发生；引起变态反应的刺激物大多没有刺激性，只有少数一些过敏体质的人，在接触这种物质后，会发生过敏反应。而且易过敏人群在接触到这些刺激物后，一般经过 12 ~ 48 小时，就会在接触部位和周围的皮肤上发生炎症。

接触性皮炎的过敏原

接触性皮炎主要是由于接触了过敏原引起的。生活中，最容易引起接触性皮炎的过敏原有以下几种。

□金属制品中的镍、铬等。

□日常生活用品中的肥皂、洗衣粉、洗涤剂、清洁养护产品、塑料及塑料制品。

□化妆品中的香料、染发剂、烫发剂等。

□外用药物中所含的汞剂、磺胺制剂、青霉素类软膏等。

□化工原料中的汽油、油漆和燃料等。

□动物中的蚊子、臭虫和猫狗等。

□家居常用的杀虫剂和除臭剂等。

接触性皮炎有一定的自然病程，一般在祛除病因后，经过合理的处置，很快便会痊愈，但再次接触过敏原会引发再次发病，如果反复接触而且还处理不当的话，就会变成亚急性或慢性皮炎。

健康小贴士

接触性皮炎发病都有明确的病因，找到过敏原后，应注意防护。对于过敏体质的人要选择刺激性小的护肤品。当皮炎出现的时候，要尽快用大量的清水冲洗，避免挠抓或用肥皂及热水清洗。

过敏性鼻炎

在春暖花开的季节，很多人都有鼻子很痒的经历，总感觉鼻子里像是有虫子爬过一样。等到花儿谢了，这样的情况就会在不经意间消失，很多人以为这只是偶然事件。事实上，这确实也是"偶然事件"，不过在这个"偶然"背后有着必然的基础，那就是季节性过敏性鼻炎。有的人一年到头，鼻子都不舒服，不是不通，就是不断地打喷嚏，心情烦躁，这就是常年性过敏性鼻炎。

过敏性鼻炎非常常见，尤其是在南方多花的季节或地方，比如春夏季或在云南省昆明市等，很多人都有过敏性鼻炎的情况。过敏性鼻炎又称为变应性鼻炎，是过敏原进入呼吸道后，导致鼻腔黏膜发生变应性变化，引发炎症的一种疾病。

过敏性鼻炎的症状

过敏性鼻炎的典型症状是鼻痒、打喷嚏和鼻塞。一般是阵发性、连续性的喷嚏，每次发作一般不少于 5 个，接着流清鼻涕，继而出现鼻塞的症状，当鼻塞严重的时候，还会出现喉部不适、咳嗽等症状，严重者会改用嘴呼吸，并引发咽干和声嘶。过敏性鼻炎检查时，会发现鼻腔充血或水肿，鼻腔分泌物大大增加。

过敏性鼻炎的原因

过敏性鼻炎是由过敏原导致的，当过敏原进入人体后，免疫系统攻击"异己物质"时，产生了免疫球蛋白 IgE，免疫球蛋白吸附于嗜碱性粒细胞、肥大细胞上，并存于体内。实际上，免疫球蛋白的这个行为避免了过敏反应的发生。不过，当过敏原持续进入体内，与带有免疫球蛋白的嗜碱性粒细胞和肥大细胞相遇，过敏原与免疫球蛋白持续结合时，就会导致肥大细胞和嗜碱性粒细胞不稳定、变性，在过敏原的刺激下，细胞膜破裂，致敏介质释放，进而引起鼻黏膜水肿、毛细血管通透性增加、分泌物增加等情况，人体就会出现过敏性鼻炎的各种症状。

常见引起过敏性鼻炎的过敏原

从过敏原进入身体方式上分，常见引起过敏性鼻炎的过敏原可以分为由呼吸系统进入、食物和天气因素三类。

由呼吸系统进入的过敏原：粉尘、尘螨、真菌、棉絮、宠物皮屑、花粉和一些装修材料。

食物过敏原：鱼、虾、鸡蛋、牛奶和一些坚果类的食物。

由天气因素引起的过敏原：气候过冷、空气湿度大以及强烈的光线等。

值得一提的是，有一种类型的鼻炎表现与过敏性鼻炎非常相似，但致病原因却并不是过敏。在其致病过程中，既没有非特异性刺激参加，也没有发生免疫反应过程，但症状却与过敏性鼻炎非常一致。在医学上，它被称为血管运动性鼻炎或神经反射性鼻炎，可能是由体外接触了物理、化学方面的刺激或由内分泌或精神因素引起的。因此，患有过敏性鼻炎的患者一定要先弄清楚，自己所患的是哪种鼻炎。如果是后一种，那么使用脱敏疗法、激素或免疫疗法均无效。

健康小贴士

当出现过敏性鼻炎的时候，要寻找过敏原，并避免接触，以防鼻炎的发作，还可以进行脱敏治疗，增强对过敏原的耐受性。除此之外就是局部的药物处理。

过敏性支气管哮喘

　　相比较于接触性皮炎和过敏性鼻炎，过敏性支气管哮喘是比较危险的，稍微处理不当，或者没有及时改善哮喘情况，就有可能导致窒息或生命危险。支气管哮喘是由各种原因引起的支气管平滑肌的收缩和痉挛，因此而导致的阵发性胸闷气短和呼吸困难。

　　过敏性支气管哮喘大多在幼年时期发病，患者常具有对某些物质过敏的特应性体质。成年后，有这样过敏体质的人，无论是春季的郊外踏青、夏季的避暑纳凉，还是秋季的外出采风、冬季的户外锻炼，都可能出现过敏性支气管哮喘症状。

过敏性支气管哮喘的症状

　　过敏性支气管哮喘其实也是哮喘，发作时会出现喘息、胸闷、气促、咳嗽等症状。发作前会出现鼻痒、喉痒、咳嗽、流鼻水、喷嚏等症状；如果咳嗽频繁或严重则可听到肺鸣，并有白色泡沫痰咳出。过敏性哮喘多在夜间或凌晨发生，发作时出现多次呼吸困难，伴随喘鸣音，并有出汗、脸色青紫或苍白、意识不清等症状。

　　过敏性支气管哮喘对身体伤害极大，如不能及时使用药物，可能会出现哮喘持续状态，身体会因缺氧和二氧化碳潴留导致窒息，出现死亡。因此，如有过敏性支气管哮喘一定要随身携带药物。

过敏性哮喘的反应机制及过敏原

过敏性支气管哮喘大多是由于呼吸道感染、物理化学方面的刺激及精神紧张等，再加上过敏原的刺激导致的。它是由多种细胞，特别是嗜酸性粒细胞、肥大细胞和T淋巴细胞参与的慢性气道炎症。当过敏原通过呼吸道进入体内后，刺激气道，使得气道对刺激反应性增高，就会发生过敏反应。

过敏性哮喘常见的过敏原和前面过敏性鼻炎的过敏原大体一样，主要是由呼吸道吸入的花粉、柳絮、螨、尘埃、动物皮屑等，还有食物，如鱼虾、蟹和蛋以及牛奶等，再加上冷空气的刺激和剧烈运动等所致，而且这和遗传也有很大关系。

过敏性哮喘根据过敏原进入体内到出现哮喘症状的时间长短来划分，分为速发型哮喘、迟发型哮喘和双相型哮喘反应。速发型哮喘发作比较快，可在吸入过敏原的同时立即发作，在发作后15～30分钟达到高峰，2小时后逐渐恢复正常。迟发型哮喘反应则在过敏原进入身体后6小时左右发病，持续时间也长，可达到数天。迟发型过敏性哮喘对肺功能损害严重且持久。双相型哮喘反应则具备速发型和迟发型哮喘两种发作机制。

一般说来，哮喘发作时，通过及时使用药物可以遏制其发展。如果病情严重，则需要入院治疗。

健康小贴士

　　支气管哮喘会引起诸如休克、肺梗死、呼吸心跳骤停等危及生命的并发症，反复发作还会导致肺气肿、肺源性心脏病，从而引起心力衰竭。在生活中要避免接触可能引发过敏性哮喘的过敏原，一旦出现症状要及时就医，积极治疗。

过敏性湿疹

湿疹是人们生活中常见的皮肤类疾病之一，难根治、症状复杂，对皮肤毁坏程度大。在与湿疹几乎相同的表现症状中，有一类湿疹发病机制与过敏有关，人们称之为过敏性湿疹。

过敏性湿疹的症状

过敏性湿疹的症状与普通湿疹很相似，它们表现形状各异，可发生于任何年龄、任何部位、任何季节。湿疹多为临床性皮疹，形状各异，但分布则呈对称形，发作高峰期可能会有组织液渗出。有剧烈的瘙痒感，多年不愈并反复发作。

过敏性湿疹致病因素

湿疹的表现虽然类似或相同，但病因却非常复杂，多由于某些外界刺激和体内因素相互作用所致。

体内因素。过敏性体质、身体过度疲劳、消化道功能紊乱、内分泌紊乱、精神紧张或功能性障碍、多汗或皮肤干燥等都可能导致过敏性湿疹发作。

外界因素。包括化学刺激，如化妆品、香料、衣料、染料、清洁剂等；食物中异蛋白也是导致过敏性湿疹的重要因素，常见食物中蛋类、部分海产品，如鱼虾及牛奶中含有异蛋白，也容易引起过敏。除此之外，空气中的花粉、尘埃、细菌以及平时的日晒、寒冷空气、搔抓等也可能会引起过敏性湿疹。

过敏性湿疹同其他过敏性疾病一样，是在复杂的内在因素和外在因素的基础上发生的迟发型变态反应。一旦患上，就很难根治，而且如不注意会导致反复发作，还可能形成慢性疾病。

如果自己是过敏体质，又在接触过过敏原的情况下出现了湿疹，则可推断为过敏性湿疹。此时要尽快寻找出过敏原并及时进行治疗。当然，如果患了过敏性湿疹一定要注意尽量避免接触刺激性的物质，不要用碱性洗涤剂清洗患处，不要涂抹化妆品或油脂，也不要用过热的水清洗患处。对于自我感觉干燥型的湿疹，可以涂抹一些脂性药物，促使痂皮软化、脱落。

此外，湿疹患者特别害怕湿热天气，因为湿热天气可能导致痒感加重，因此夏季最好勤洗患处，清洗后可涂上药膏，以促进湿疹痊愈。如果湿疹长在背部或其他需要与衣物摩擦的地方，则要穿宽松和柔软的全棉衣物。

健康小贴士

再完善的治疗措施在治疗过程中都会遇到困难，因为湿疹的病因太过于复杂，所以最好的方法是预防。为了防止过敏性湿疹发作或复发，最好避免接触过敏原。而一旦患上了过敏性湿疹，一定要听从医嘱，积极配合医生的治疗，在饮食、生活等方面进行适当的调整。

荨麻疹

荨麻疹就是平日人们所说的风疹疙瘩，多以凸起于皮肤表面的红色肿块为表现，常常伴随痒感。荨麻疹可出现在局部，也可出现在全身，是一种常见的皮肤病。同湿疹不同的是，荨麻疹是地道的过敏性疾病。它是由于过敏原或其他因素，致使皮肤黏膜血管发生暂时性炎症与大量液体渗出，造成的局部水肿性损害。

荨麻疹发作时，不仅表现为皮肤上凸起的红肿，可能还会伴随着发热、腹痛、腹泻等全身症状，而其突然发作、突然消退、不留痕迹、每日反复数次的特征也让人迷惑不已。

荨麻疹的种类

根据荨麻疹发作时的症状及特点，荨麻疹可分为急性荨麻疹、慢性荨麻疹、丘疹状荨麻疹、血清性荨麻疹、压力性荨麻疹五种。

急性荨麻疹。急性荨麻疹发作迅速，剧痒，可在片刻之间出现大小不等、形态各异的风疹疙瘩，严重者可能还会伴随心慌、恶心、呕吐、腹痛、腹泻、情绪烦躁、血压降低等症状。病程一般都在 6 周以内，可发作一次或数次。它的发生多与病毒感染、进食了某种食物或使用某种药物有关，常见于有过敏史的人和年轻人。

慢性荨麻疹。慢性荨麻疹发病缓，但在患病期间疾病情况变化快，风疹疙瘩时多时少，此起彼伏，而且病程较长，短至数月，长至数年。慢性荨麻疹可发生于任何年龄阶段，但以 40 ～ 65 岁的女性最为常见。

发作时，除了有急性荨麻疹的剧痒、凸起等症状外，可能还会因累及肺脏、消化道、肌肉等器官，而表现出全身肌肉疼痛、气短、呕吐、腹泻等症状。

丘疹状荨麻疹。丘疹状荨麻疹同急性荨麻疹不同，它并不是皮肤上的红肿状凸起，而是皮肤上面出现丘疹状的小颗粒，而且丘疹顶端往往有清晰可见的小疱，丘疹四周有纺锤形红晕，自觉瘙痒。丘疹状荨麻疹常见于婴儿。

血清性荨麻疹。血清性荨麻疹多是由于药物过敏引起的，患者发病时，皮肤上常见环形风疹疙瘩，并伴随着发热、关节肿痛、淋巴结肿大、肾功能损害等症状。

压力性荨麻疹。压力性荨麻疹是指身体某些部位受到一定压力后，出现的红斑、水肿，伴随痒感等症状。此类荨麻疹比较少见，只有少数人会出现。患者在经受持久压力后，掌、跖、上肢、臀等处出现的伴随痒感的红斑、水肿，不过这些看似为荨麻疹的风团，会在 8 ～ 72 小时后自行消退。

荨麻疹诱因

生活中很多原因都可以导致荨麻疹的出现，过敏体质的人稍不留意就会出现风疹团。不过，归纳总结能导致荨麻疹的过敏原，主要有以下几种。

遗传因素。遗传为过敏体质的人，更容易患上荨麻疹。

精神因素。精神过于紧张或者精神压力过大也会降低皮肤免疫力和耐受能力，导致荨麻疹出现。

物理因素。比如身体受压部位承受更大压力等。

食物因素。食物是造成荨麻疹出现的最为主要的原因，生活中大多数人出现荨麻疹都与食物因素有关。食物中鱼虾、蟹等富含异性蛋白的食物以及大蒜、草莓、番茄、可可等某些含特殊物质的食物，都有可能引发荨麻疹。另外，人们生活中食用的加工食物中所含的调味剂、色素、防腐剂以及某些食物腐败分解后产生的肽类也可能导致过敏。

药物。药物是过敏性疾病的重要诱因，尤其是一些抗生素类药物，如青霉素等，很容易引起过敏。除了抗生素类药物外，血清制品、疫苗、磺胺类制剂等也可导致部分人过敏。

动物的毛、皮屑、花粉、汽油、粉尘乃至真菌的孢子等，也常常是导致某些人过敏的原因。另外，蚊虫叮咬也可导致荨麻疹出现。

对于预防或治疗荨麻疹来说，明确诱因是关键。对于无法避免的过敏原，可以采用脱敏或预防性服药的方式来减缓症状。

健康小贴士

有荨麻疹病史的人，最好注意所处环境的清洁，尽量少接触有毛的宠物（或动物）；在春季繁花盛开之时，尽量避免外出，以免吸入花粉、粉尘。另外，由于荨麻疹与精神、压力等因素有关，易过敏的人还需要保持规律的生活。

过敏性紫癜

过敏性紫癜是由于机体对某些致敏物质发生过敏反应，从而导致毛细血管变脆以及通透性发生改变，使得血液渗入皮下和黏膜浆膜下面，有时还会出现腹部、关节和肾脏受累的表现。

过敏性紫癜多发生在儿童和青年时期，发病后，多出现在四肢的远端、下肢及臀部等位置，呈对称分布，有痒感。紫癜发病时，多高出皮面，初显深红色，疾病发生后会融合成片状或瘀斑，在数天之内从紫色发展变化到黄褐色、浅黄色，一般在一到两周内消退，同时伴有皮肤水肿和荨麻疹。

过敏性紫癜的症状

过敏性紫癜发作的时候，根据患病时间长短可能会出现不同的症状，不过这些症状会表现在不同的方面。根据患过敏性紫癜时间的长短，症状依次表现为轻微的全身不适症状、典型的症状以及常见并发症的出现。其中典型症状中又可分为皮肤症状、关节症状、消化道症状、肾脏症状等。

过敏性紫癜发作前期通常会有 1～3 周的上呼吸道感染、低热及全身不适等症状，待过敏性紫癜完全发作时，则会在皮肤上，尤其是下肢大关节附近或臀部皮肤，出现对称分布但大小不等的丘疹样紫癜。与此同时，可有单个或多个关节肿痛及关节炎的症状，这种不适多是游走性的，膝关节、踝关节、肘关节及腕关节部位会出现压痛，关节腔内可能会有积液，但经过治疗后不会留下后遗症。

在患过敏性紫癜的人群中，有 66.7% 的人还会出现消化道症状，可能会出现腹部阵发性绞痛或持续性钝痛，同时伴有呕吐、呕血或便血。

如果过敏性紫癜没有及时医治或者治疗不及时，在紫癜发作 15 ～ 30 天就会出现肉眼可见的血尿或者镜下蛋白尿。如果这时还没有及时医治，则可能引发肾功能减退、高血压脑病等器官、组织严重受损的疾病。因此，过敏性紫癜一定要及时医治。

随着过敏性紫癜的发展，可能还会出现肠套叠、肠梗阻、颅内出血、心肌炎、肺出血等并发症。

过敏性紫癜的过敏原因

过敏性紫癜是一种常见的微血管变态反应性出血疾病，导致其发生的原因有很多，如感染引起机体过敏反应或食物、药物、花粉，甚至是昆虫咬伤导致的过敏等。正是因为过敏性紫癜的发病因素如此复杂、多变，所以过敏原因往往很难确定，这就为过敏性紫癜的治疗增加了难度。

对于患过敏性紫癜的人来说，预防严重身体伤害的最好方法依然是早发现。一般来说，患过敏性紫癜的人都是易过敏体质，而且在过敏性紫癜发作前，常有 1 ～ 3 周的上呼吸道感染史。

健康小贴士

　　过敏性紫癜一般持续 1～5 周的时间便可自行缓解，但很容易复发。少数的肾脏损害者可转为慢性肾炎。所以说，血尿严重的人应该卧床休息以保护肾脏功能。过敏性紫癜明确病因后，寻找过敏原是很重要的，病症较重的患者应给予免疫治疗。

过敏性休克

　　过敏性休克是由外界的特异性过敏原引起的全身速发型、以急性循环衰竭为主要表现的过敏反应。过敏性休克通常都突然发生且很剧烈，若不及时处理，常可危及生命。过敏性休克属于典型的Ⅰ型过敏反应，这种病的发作常是在有明显过敏原接触史的背景下出现的。

过敏性休克的症状

　　过敏性休克表现为心慌心悸、大汗淋漓、脉搏细弱、心率增快、血压急剧下降，继而会出现面色苍白、口唇发绀、皮肤潮红、有荨麻疹发生。而且呼吸系统同时会出现喉部发痒、咳嗽、哮喘等症状，严重的时候甚至会呼吸困难。消化系统和神经系统也会出现很多不适的症状，有恶心、呕吐、腹胀和大小便失禁的现象，同时伴有头昏头痛、视物不清，严重的时候还会完全丧失意识。

过敏性休克过敏原

　　引起过敏性休克的过敏原有很多，主要有：

　　□药物中的青霉素、磺胺类、含碘造影剂等。

　　□生物制品中的流感疫苗、伤寒菌苗、破伤风抗毒素、人血白蛋白等。

　　□吸入性的过敏原，如花粉、动物皮屑等。

☐食物中的鱼、虾、鸡蛋、牛奶以及毒虫的蜇刺等。

健康小贴士

过敏性休克的识别很简单，掌握以下两点就可以辨识：一是具有过敏原接触史及过敏反应的相关症状；二是血压急剧下降达休克水平并伴有不同程度的意识障碍。过敏性休克的治疗属于急救性质，必须当机立断、分秒必争，立刻进行抢救。

过敏性肺炎

过敏性肺炎是由于一些体积较小的过敏原进入肺泡及支气管后引起的一种过敏反应性疾病。由于导致过敏性肺炎的过敏原多为放射线菌或真菌，所以过敏性肺炎又被称为外源性变态反应性肺泡炎。

放射线菌、真菌等最喜欢生长在森林、海滩、动物园等空气湿润、气候湿热的地方，所以当易过敏体质的人到这些地方游玩或工作时最容易吸入过敏原，导致过敏性肺炎。在生活中，农民、蘑菇培育员、动物饲养员、木匠等工作人员最容易接触到放射线菌、真菌，所以最容易感染上过敏性肺炎。

过敏性肺炎的过敏原

尽管过敏性肺炎的主要过敏原为放射线菌和真菌，但在生活中，并非只有这两种过敏原才会导致过敏性肺炎，其他物质也有可能成为导致过敏性肺炎的过敏原，如动物皮毛脱屑、笼鸟排泄物中的蛋白以及昆虫的毫毛及残骸、碎屑等。因此，如去过有这些物质的地方，并出现咳嗽、支气管不适等症状，就要先诊断是否患了过敏性肺炎。

过敏性肺炎类型及致病机制

过敏性肺炎的症状与吸入过敏原的性质、浓度及机体免疫反应有关，一般将其分为急、慢性两种类型。

急性过敏性肺炎是在短时间内吸入较多过敏原所导致的，常常是在接触过敏原 4 ～ 6 小时后发病。一开始的时候会出现干咳、胸闷不适，接着就会出现发热、头昏、恶心、四肢酸痛等类似感冒的症状，少数人还会出现哮喘。在脱离过敏原后，一般 10 小时左右症状会渐渐缓解，但如果再次接触过敏原，就会复发。

慢性过敏性肺炎是由长期吸入少量的过敏原所引起的，因为抗原量小，所以发作起来也比较慢，初期只有轻微咳嗽、四肢乏力等症状，所以很难引起人们的重视。如果慢性过敏性肺炎没有得到及时的治疗，随着病情进展，就会逐渐出现呼吸困难且逐渐加重、肺部病变严重、肺功能损害等症状。这种慢性的过敏性肺炎常见于饲养鸟或长期居住在有通风管道居室的人身上。

健康小贴士

过敏性肺炎的治疗要先确定过敏原，过敏性肺炎的认定并不困难，关键问题是要及时发现并治疗。早期的时候，应该明确过敏原，并采取有效措施，可以保证肺功能不受到损害。如果发现晚的话，肺功能就会受到不可逆转的损害，这时任何治疗都无济于事了。

过敏性结膜炎

在日常生活中，我们会发现，有些人没有眼科疾病也会经常流眼泪、揉眼睛、结膜充血，而且令人疑惑的是，越是在晴朗温暖的日子里，流眼泪、揉眼睛的症状似乎就越严重。这其实是某些物质进入眼睛，刺激眼结膜发生过敏性结膜炎的表现。在医学上，人们将过敏性结膜炎解释为眼部组织对过敏原产生过敏反应所引起的炎症。

过敏性结膜炎的症状

大多数患有过敏性结膜炎的人会感到眼睛奇痒难忍，仔细观察就会发现结膜充血、眼睛水肿，而且眼睛分泌物明显增多、眼睑皮肤红肿等症状。在过敏性结膜炎发作时，患者会明显地感觉到越靠近眼角的部分，上述症状越严重。

过敏性结膜炎的症状会随着气候变化及患者的活动范围而变化，一般说来，在温暖干燥、鲜花盛开的日子里，过敏性结膜炎的症状会加重，而患者外出时间越长，症状可能越重。值得注意的是，过敏性结膜炎患者的瞳孔和视力正常，一般不会出现眼痛的症状。

过敏性结膜炎的过敏原

过敏性结膜炎事实上是眼睛的结膜组织接触到过敏原后，以眼结膜炎症的方式发生的疾病。在临床统计中，眼科疾病患者中有 20% 患过过敏性眼病，而其中又有一半人群是过敏性结膜炎。由此可见，过敏性结膜炎是日常生活中较常见的一种疾病。同其他的过敏性疾病一样，导致过敏性结膜炎的过敏原也是常见的：

☐ 湿冷空气、灰尘、花粉、尘螨、动物毛发等极易进入眼睛的物质。

☐ 香水、药物、隐形眼镜及其护理液等。

并不是所有人接触到这些物质后，都会产生过敏反应，只有过敏体质的人在接触到这些物质后，才会刺激免疫系统，释放出组织胺等致敏因子，促使毛细血管扩张，导致过敏症状出现。

过敏性结膜炎的持续发展对眼睛的损害非常大，因此一旦出现结膜炎，就应该寻求医生的帮助。如果是过敏性结膜炎，则要在医生指导下找到过敏原，并尽量避免接触那些能够引起过敏的物质。除此之外，应听从医生的安排，接受局部病灶的处理，而且还要服用抗组胺药，病情严重的时候要加服糖皮质激素。

健康小贴士

在预防过敏性结膜炎方面，可以采取预防其他过敏性疾病的方法，在过敏原多的时期尽量减少外出，以保证自己处于清洁的环境中。如果必须外出，则最好佩戴非隐形眼镜，如平光镜、墨镜等，以阻挡部分过敏原直接接触眼结膜。另外，在佩戴隐形眼镜、使用眼药等方面还要注意，避免使用含有过敏成分的药物。

自身敏感性皮炎

对于过敏原我们说了很多，有人对食物过敏、有人对花粉过敏，还有人对药物过敏，但是很多人都不知道，自身的一些物质也会成为过敏原，引起自身的过敏。自身敏感性皮炎是指患者对自己身体或皮肤组织所产生的某些物质有过敏反应，进而引起以湿疹样皮炎为主要表现的疾病。简单说来，自身敏感性皮炎就是对自己身体新陈代谢所产生的代谢物产生过敏反应，并表现为皮肤湿疹的一种疾病。

一般说来，人们从出生，甚至更早时期开始，机体的各项功能就已经开始适应，所以从理论上来讲，自身的免疫系统是不应该对自身新陈代谢产物产生过敏反应的。但研究人员仔细研究后发现，患自身敏感性皮炎的患者在发病前，都曾有过湿疹样损害。

自身敏感性皮炎的作用机制

目前，人们对自身敏感性皮炎的病因还不是很了解，但通过发病前皮肤常出现湿疹样损害的情况来看，自身敏感性皮炎很有可能是由于皮肤表面受到细菌感染，过度搔抓或使用外用药物刺激患处，令患处化脓感染，加重了原有损害。这时身体免疫系统出于保护，会刺激受损组织分泌某些物质或者组织分解物等，这些物质与细菌产物结合，形成了一种特殊的自身抗原。身体免疫系统接收到这种特殊抗原的信号后，会将其视为"异己物质"，进而进行"围攻"。在这个过程中，某些易感体质就会发生过敏反应，并泛化为全身性的过敏反应，表现为皮肤炎症。

自身敏感性皮炎的症状

自身敏感性皮炎症状与湿疹症状非常相似，只不过自身敏感性皮炎症状看起来更具有规律性。发作时，在皮肤表面可以看到有多个群集型红斑、丘疱疹、丘疹、水疱等，这些表现可能会互相融合，泛发或对称分布。部分患者皮肤上可以看到玫瑰糠疹样的红斑，并且沿着搔抓部位，会出现平行线状排列的丘疱疹、水疱等。患者会觉得瘙痒难耐。

自身敏感性皮炎可能会泛发于全身，从发现皮损到全身泛发，一般需要经过 7 ～ 10 天的时间。

哪些分泌物可导致自身敏感性皮炎

自身敏感性皮炎的过敏原来自原发灶的组织分泌物，如：

□接触性皮炎；　　　　　　　　□淤积性湿疹；

□钱币状湿疹；　　　　　　　　□脂溢性皮炎；

□遗传性过敏性皮炎等。

自身敏感性皮炎的发作是由于原有皮炎在短期内急剧恶化，出现散发或群集的小丘疹、丘疱疹以及脓疱，这些疱疹溃破后里面液体流出，就会在一定时间内波及全身。但是在原发皮炎好转后，继发性的损害也会逐渐好转消退，但如果再次有类似的刺激，还会出现同样的反应。

在遇到这种情况的时候，要积极治疗原发性皮炎或慢性湿疹等，减少药物、细菌对机体的刺激。

健康小贴士

在产生自身敏感性皮炎的时候，要避免物理或药物对原发病灶的刺激；禁止使用热水或洗涤剂刺激皮肤损伤的地方，不要用手过度挠抓皮疹。

淤积性皮炎

随着工作、生活节奏的加快，人们不仅在脑力劳动方面的负荷加重了，同时也增加了体力劳动的工作量。像那些在商场做促销的人、经常在外工作很少坐下的人，长期站立会使下肢出现静脉曲张，有时这些静脉曲张的下肢会出现水疱、渗出和糜烂的皮炎表现，这种皮炎被我们称为淤积性皮炎。淤积性皮炎和静脉曲张往往有着因果关系，所以还被称为静脉曲张性湿疹。

引起淤积性皮炎的过敏物质主要来自机体内部，如：

□血管内一些液体；　　　　　　□蛋白质；

□红细胞外渗；　　　　　　　　□组织中的一些代谢产物。

淤积性皮炎，也就是静脉曲张性湿疹是由于先天静脉壁缺陷和后天长期站立工作以及重体力劳动、怀孕或盆腔肿瘤压迫等，使小腿肿胀、静脉曲张、血液回流变慢，造成下肢淤血，使得血液中的氧含量及营养成分减少，而且毛细血管的通透性增加。这个时候血管中的一些液体、蛋白质、红细胞和代谢产物进入组织间隙，并作为过敏原刺激局部皮肤，最终导致皮疹的出现。

淤积性皮炎的早期症状常常是在小腿下部出现轻度水肿，尤其是在下午或者傍晚的时候水肿特别明显，休息一晚之后，水肿可减轻或者消退。随着这种情况的进一步发展，在小腿内侧和脚踝附近会出现暗褐色的色素沉着及红色斑疹，这是因为红细胞或白细胞代谢产物通过破损的血管壁进入组织间隙，刺激机体发生皮疹。皮疹的表现形式有很多，如水疱、渗液、糜烂的急性皮炎等，有些病患还表现出干燥、脱皮、皮肤

裂口和变厚等慢性皮炎。

在出现淤积性皮炎的时候，就要减少下肢组织中体液、蛋白质、红细胞和一些代谢产物对局部皮肤的刺激，想办法减轻下肢静脉回流淤积现象。如穿弹力袜或者裹腿是有效的措施，但是最根本的解决方法往往还是需要手术治疗。

健康小贴士

如果自身有静脉曲张的疾病，一定要避免下肢受伤，发生外伤后，要及时进行治疗；当下肢发生渗出糜烂的时候，不要用热水洗烫，也不要使用外用的刺激性药物；在休息的时候，要将有静脉曲张的一条腿抬高，这也是预防淤积性皮炎发生的一种办法；当出现慢性溃疡的时候，要使用药物治疗，同时还要配合周林频谱仪照射创面。

皮肤划痕症

有些人说自己有特异功能，能够在自己的皮肤上写字，你相信吗？其实这是一种病，被称为皮肤划痕症，也被称作人工性荨麻疹，是皮肤过敏症状中的一种特殊类型。简单说来，生活中，皮肤划痕症其实是用指甲或某些钝物在皮肤上轻轻划一下，皮肤上就会出现明显的划痕，甚至会像荨麻疹风团一样"鼓"起来的症状。病理学中，它是皮肤血管产生的过敏反应，这种状况的形成是由内因和外因共同作用导致的。

皮肤划痕症有两种类型，其中一种为单纯性皮肤划痕，属于生理性体质异常反应，大多出现于女性身上。这种皮肤划痕症，虽然称为"症"，但并不会带来不适。另一种皮肤划痕症则是症状型，皮肤被指甲或其他钝物划过后，不仅会出现一道道的风疹块，而且还会出现瘙痒或肿胀感。这一类皮肤划痕症就是典型的过敏性，常见于过敏体质的年轻人。

皮肤划痕症如何发生

出现皮肤划痕症的人的皮肤本身非常敏感，当他们的皮肤受到外界物理刺激后，就会发生变态反应，像发生过敏一样，使肥大细胞释放出组织胺类物质，刺激皮肤毛细血管扩张、通透性增强，血浆或组织液就会渗透到真皮层，导致皮肤肿胀。

皮肤划痕症的过敏原

皮肤划痕症是由内因、外因共同作用的结果，其内在因素就是本身是过敏体质，而外在因素是碰触了过敏原。对于皮肤划痕症来说，最常见的过敏原是药物，尤其是抗生素药物，如青霉素、血清类制剂以及真菌及其代谢产物等。少数人是由于接触了疥虫、肠道寄生虫所致。

皮肤划痕症症状出现后，持续半小时左右即可消退，但会有轻度的瘙痒感。如果这时洗热水澡或者喝酒，会使皮肤瘙痒的症状加重，使病程变长。

皮肤容易出现划痕的人，平时要减少对皮肤的刺激，避免用力搔抓以及防止出现磕伤、擦伤等外部刺激。

由于皮肤划痕症是由血管内的液体渗出所致，在治疗上主要以口服药物为主。现代医学中，治疗皮肤划痕症经常采用抗组胺制剂。

健康小贴士

抗组胺药物必须连续服用一段时间后，才能减少药量，还要避免洗热水澡、搓澡等行为，并禁止使用扩张皮肤血管的药。

食物对过敏的影响

　　食物在人们的生活中起着非常重要的作用，它们是人体营养的重要来源，是人们享受生活的重要组成部分。不过，食物在给人们带来众多"美好"的同时，也会给人们带来痛苦，就像食物在过敏这件事上起到的作用一样。食物既可以导致身体发生过敏反应，也可以帮助人们减缓过敏所带来的痛苦。

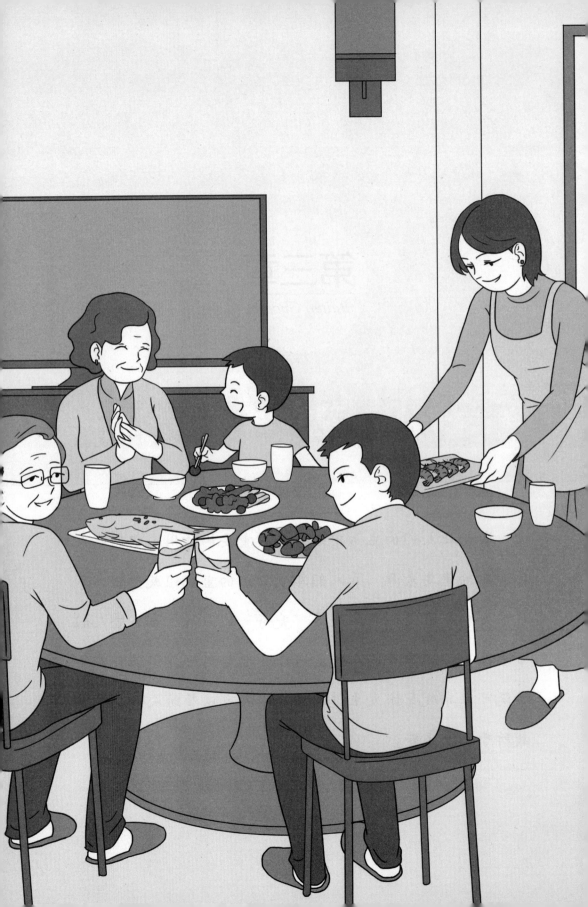

食物过敏及其症状

食物过敏其实是人体免疫系统对食物产生了变态反应，可能由于某种食物中的物质或食物中所含的食品添加剂进入身体后，引起了免疫系统中 IgE 介导和非 IgE 介导的免疫反应，导致消化系统内或全身性的变态反应。生活中常见一些人在进食了某种食物后，出现又吐又泻、全身起"包"、瘙痒难耐等情况，严重者可能还会出现心慌气短、休克等症状，事实上这就是食物过敏。

食物过敏与食物中毒的区别

在表现上，食物过敏与食物中毒有非常相似的症状，两者都可能出现发热、腹痛、腹泻、呕吐等症状，但食物过敏与食物中毒有本质的区别。食物过敏是全身性免疫系统的变态反应，而食物中毒是由于进食了含有细菌或细菌毒素的食品而引起的。食物中毒症状主要表现在胃肠道上，而食物过敏则会表现为全身性的症状，且皮肤变化最为明显，容易出现皮疹、发红、瘙痒等症状，而食物中毒则没有。

常见的会引起过敏反应的食物

食物引起过敏反应的机制主要有两种，一种是属于免疫系统的过度反应，即人们印象中的过敏反应，能引起这种过敏反应的物质主要是蛋白质类食物，另外有些食物中含有的特殊成分也会刺激人体的免疫系统，如杧果中含有一种成分，对皮肤会产生强烈的刺激。对杧果过敏的人在吃了杧果后，轻者会在嘴唇周围形成一圈红红的小皮疹，有一点点瘙痒感，严重者可能会出现腹痛、腹泻症状。另一种是人体对食物中某种成分有不耐受性，即消化系统无法消化食物中某种成分，并对这种成分产生了不适反应，也会导致过敏症状的出现。例如，有些人对酒精不耐受，在饮酒后，就会出现心率加快，皮肤出现红疹的情况。

生活中常见的引起过敏反应的食物有鸡蛋、牛肉、豆类、腰果、芝麻、香蕉、乳类、坚果、海鲜等，其中对鸡蛋和乳类制品（乳类制品虽然也富含蛋白质，但其过敏机制并不是免疫系统的变态反应，而是消化系统对其不耐受）过敏的人最多。有数据显示，易过敏人群中有一半的人会对鸡蛋或乳制品产生或轻或重的过敏反应。

一般说来，因蛋白质或乳制品而产生的过敏症状的轻重，与易过敏人群的年龄有密切的关系。鸡蛋、牛奶是幼儿常见的过敏原，而成人更容易对海鲜产生过敏反应。其他过敏原对幼儿或成人都可产生过敏反应。

除了上述的杧果外，还有一些水果，如菠萝、柑橘类、猕猴桃、蓝莓、蛇果等也可能会导致某些易过敏人群产生过敏反应。

食物过敏的诊治

食物过敏临床常见的症状以皮疹和胃肠道症状为主，可表现为全身性皮肤的变化，也可表现为接触皮肤部位的变化，如全身出现荨麻疹、口唇周围出现发红的小皮疹等。在皮肤发生变化的同时可能会伴随消化道、呼吸道的不适症状，如出现恶心、呕吐、腹痛腹泻、舌头肿、咽喉肿痛等。

在食物过敏诊断过程中要注意食物过敏的发生时间。食物过敏发生时间从进食食物后几小时，到进食食物后数天都可能发生。不过，在临床中，大多数食物过敏者都是在进食食物后 4 小时内出现过敏症状的。此情况可以为寻找过敏原提供参考。

对食物过敏的诊治，除了要避免过敏原外，到现在为止，还没有更好的方法。不过，医生会通过给患者开一些脱敏或抗过敏药物，以缓解过敏带来的苦痛。

健康小贴士

过敏反应是一种非常"个性化"的疾病，带有鲜明的个体特征，即使是同一家族的人，在是否会对某种食物产生过敏反应的问题上，也会产生不同的结果。从这个角度来说，要预防所有的过敏食物几乎是不可能的。因此，易过敏人群在尝试新的食物时，最好先少量"尝"一下，以检查自己是否会发生过敏反应后再进食。当然，生活中也可以通过家人遗传过敏食物，以及自己对食物过敏反应的情况，来针对自己过敏的食物进行规避。

食物变应原与过敏反应的关系

食物过敏是由于某些食物进入体内，引发身体免疫系统发生了变态反应，导致皮肤或全身性症状的疾病。在人们印象中，食物过敏只与饮食以及过敏体质有关，事实上，导致食物过敏的因素还远远不止于此。过敏反应是身体整个功能一系列复杂而精微的过程，中间可能还会受到各种因素的影响。

食物变应原是什么

食物变应原其实就是存在于食物中，引起免疫系统变态反应的抗原物质。在身体中，过敏反应并不是一触即发的，机体受到一种抗原的刺激后，并不会发生过敏反应，而是会产生过敏反应介质，待身体再次接触到这种食物过敏原后，过敏介质就会促使免疫系统产生一系列以组织损伤或生理功能紊乱为特征的特异性免疫反应，即过敏反应。在医学上，把能够引起这种变态反应的抗原物质称为变应原。

食物变应原就是指食物中能够引起身体产生过敏反应的食物抗原分子。人们通过对过敏原的检测发现，几乎所有食物的变应原都是蛋白质，而且是水溶性糖蛋白。从这点上说，几乎所有的食物都可能会诱发过敏反应，因为几乎所有的食物中都含有一定量的蛋白质，而那些富含蛋白质的食物，成为过敏原的可能性更大，如花生、大豆、鸡蛋以及某些肉类。

另外，某些食物营养丰富，其中只有少部分变应原成分。牛奶就是最典型的这类食物。牛奶中含有丰富的营养，以及大量蛋白质，但大部分蛋白质并不是牛奶导致过敏的原因，而是牛奶中含有的乙种乳球蛋白和酪蛋白。这两种物质是变应原性非常强的物质，经常令接触的人产生过敏反应。

经过上述解释后，人们基本能理解，食物变应原是导致某些人产生过敏的主要原因，而任何食物都有可能会导致人们过敏。那为何有的人会过敏，而有的人进食了某种食物后，没有产生过敏反应呢？

变应原的可变性

在人群中之所以产生了过敏反应的差异，主要跟两个因素有关。一个是变应原本身的因素，另一个是其他因素的影响。在这里首先看变应原本身的因素。尽管变应原可能会导致所有进食该食物的人过敏，但有些人却没有发生过敏反应，这是由于个人进食食物的习惯不同，而食物变应原又存在着可变性。在变应原的"世界"中，一个非常明显的特征是，加热可以使大多数食物的变应原性减低，而胃的酸度增加或消化酶的存在也可减少食物的变应原性。所以，天生胃酸分泌过多的人，或者不缺乏消化酶的人，或者喜欢什么东西都加热后再吃的人，更不容易出现过敏反应。

交叉变应原让过敏反应扩大

在食物变应原中，还出现了交叉反应问题，比如，不同的蛋白质可能会有共同的抗原决定簇，使变应原具有交叉反应性。比如，对鸡蛋过敏的人，很可能也对某些鸟蛋过敏。这表明鸡蛋中含有的某些物质，可能与鸟蛋中含有的某些物质相同，或者具有相同的抗原决定簇。这种交叉只存在于鸡蛋和鸟蛋、牛奶和山羊奶之间，并不存在于鸡蛋和鸡肉这样的关联之中。

在植物性食物中，这种交叉变应原的关联性更加紧密。比如，对大豆过敏的人，不仅对扁豆过敏，可能还会对苜蓿产生过敏反应；对桦树花粉过敏的人，可能也会对桃子、苹果、杏、榛子、胡萝卜等有过敏反应。

除了以上所说的因素外，有些人可能还会对食物的中间代谢产物产生过敏反应。不过这种类型并不多见。

健康小贴士

食物过敏是一件很严重的事情，有时候并不会被人们所重视，总觉得吃的东西都是对身体有益的，所以就会大意。这要求我们在生活中一定要忌口，知道自己该吃什么或不该吃什么，切不可贪图一时的口舌之欲而导致日后身体受罪。

哪些因素可影响过敏反应

过敏反应虽然带有一定的先天性因素，但并不是不可改变的。因为身体发生的过敏反应是免疫系统，甚至是某些免疫细胞经过一系列的作用而引起的。在这个过程中，凡是能够进入此过程中的因素都可能会影响反应过程，对身体出现的过敏反应造成影响。

尽管过敏反应有"可变性"，但由于能够进入过敏反应发生层面——细胞层面的物质或因素并不多，因此能够影响过敏反应发生的因素比较少，这也是过敏之所以"难治"的原因。

遗传因素

遗传因素是导致过敏的重要因素，大部分易过敏人群都遗传了父母的过敏体质。过敏反应是由免疫系统反应过度引起的，而免疫系统反应则是由各类免疫细胞进行的。每个细胞中都含有一套基因系统，并由基因控制着细胞的发展变化与活动，而基因是来源于父母的。因此，如父母有过敏史或者是过敏体质，这种特点很有可能在孩子的细胞或免疫系统中留下痕迹。

抗体因素

同是过敏体质人群，为何在接触不同食物后会产生过敏反应的差别？简单说来，同是过敏体质的人，吃同样的易引起过敏的食物——牛奶，有的人会产生过敏反应，而有些人不会产生过敏反应，为什么会有这样的差别呢？原因不止一个。

除了变应原因素以及饮食习惯因素外，还与不同过敏人群体内的抗体因素有关。我们知道在发生过敏反应过程中，免疫系统中某些细胞的抗原会被激活，如 IgE 等，这些物质会黏附在某些细胞上，形成"抗原－抗体"复合物质。当过敏原再次进入体内时，就会促使这些物质脱落，并释放出组织胺，呈现出过敏症状。

在非过敏体质人群中，他们胃肠道的非特异性和异性黏膜屏障系统中，含有某些物质，可以限制完整的蛋白质抗原侵入，减少这些带有蛋白质的抗原进入更深层次的系统，即可避免过敏反应的发生。另外，即使某些完整蛋白质逃过了胃肠道黏膜系统，肠道中还有分泌型 IgA（SIgA），这种物质可以与食物抗原结合，在肠道内结合成"抗原－抗体"复合物，以限制肠道对食物抗原的吸收，进而减少这些有可能带有过敏原的物质进入更深层次的内部，引起过敏反应。

易过敏人群或者小儿之所以容易发生过敏反应，是因为他们的肠道内缺少这种"防御系统"或者"防御系统"不够完善，那些容易导致过敏反应的因子，很容易通过胃肠的"防御系统"进入身体更深层次活动，并导致过敏反应。

消化道炎症

很多过敏反应并不直接反映在皮肤上，而是反映在消化道内，引起腹痛、腹泻的反应。出现这种现象的原因，除了上述的胃肠道"防御系统"不完善外，消化道炎症也是一个重要原因。因为存在于消化道内的炎症可导致胃肠黏膜损伤，增加消化道黏膜的通透性，这相当于破坏了胃肠道的"防御系统"。很多食物的抗原由于没有了"防御系统"的阻隔，可以相对容易地进入体内，进而引起变态反应。

健康小贴士

面对小儿消化道黏膜的"防御系统建设"还不完善的情况，很多妈妈为了预防过敏，就不给小儿接触"过敏原"的机会，幼儿专家也曾认为这是最好的避免过敏的方法。但新的研究却指出，在小儿6个月时，食用以蛋黄制作的辅食，可以提高孩子长大后对鸡蛋的过敏耐受力。

儿童食物过敏的防治

相较于大人，儿童似乎更容易发生过敏反应。这包括两个原因，一个原因是儿童期正是人体开始尝试与食物建立反应的时期，喜欢尝试各种新奇的、以前没有吃过的食物，更容易接触到过敏原。另一个原因是由于儿童的身体，尤其是胃肠道的"防御系统"发育尚不完善，通透性较高，食物中的过敏原更容易进入身体更深层次活动，导致过敏反应发生。

哪些食品可能会导致儿童过敏

从理论上说，任何食物都可能会导致易过敏人群发生过敏反应，不过从经验上说，除了那些容易引起大人发生过敏反应的食物外，儿童还容易对下面这些食物产生过敏反应。

刺激食品。大部分家庭一般不允许儿童进食刺激性口味的食物，一方面担心刺激性口味食物味道较重，可能会损害孩子的味觉；另一方面就是刺激性口味的食物中，往往含有某种特殊成分，有可能会对孩子胃肠等消化系统产生不好影响。不过，在特别喜爱刺激性口味的地区，比如喜欢麻辣的四川、酸辣的湖南、嗜咸的东北、嗜甜的广东等地，很容易在孩子小时让其接触刺激性食品。由于刺激性食品中一般含有浓郁的调味品，这些物质既刺激儿童的呼吸道，又会刺激其胃肠，影响其"防御系统"，从而导致过敏反应的出现。

冷冻食品。儿童最喜欢吃冰激凌、雪糕等冷饮、冷食，这些食物温度很低，如儿童进食过多，很容易促使接触了冷饮、冷食的组织或器官周围肌肉收缩，从而引起过敏反应症状。

高油食品或肉类食品。这些过于油腻的食物，很容易对儿童的胃肠消化功能造成阻碍，影响胃肠道的"防御系统"，导致过敏反应。

某些水果、蔬菜。儿童容易对酸甜口味的新奇水果产生好感，喜欢尝试，但杧果、菠萝、荔枝等热带水果很容易造成儿童的过敏反应，出现口唇发麻、肠胃不适等症状。除了这些水果外，某些蔬菜，如茄子也是比较容易引起过敏的食物。

如何预防儿童出现过敏反应

在儿童身上出现的过敏反应，可能要比在大人身上出现的过敏反应更加严重。因此，预防儿童的过敏反应要从小做起。

□有过敏史的父母，从孩子出生时起要尽量采用母乳喂养，不要喂孩子喝牛奶，或者在喂牛奶时将牛奶加热后再喂给孩子。

□孩子2周岁之前，在接触新食物前，最好都要先少量尝试下，如无过敏反应再正常进食。

□多让儿童吃普通的水果、蔬菜，如苹果、梨、白菜等抗氧化的食物。这类食物可以增强体质，对改善过敏体质很有效。

□多带领孩子做锻炼。运动是提高身体素质，改善体质的好方法。

□如父母是过敏体质或有过敏史，在带孩子进行户外运动时，要做好防护措施，如穿长衣长裤，戴口罩、帽子，以防止吸入过多花粉。

□儿童在生活中可以尝试多吃一些荞麦、栗子、糙米、胡萝卜、青椒、胡桃等食物，这类食物可提高身体免疫力，减少过敏症状出现的概率。

对于已经确定的食物过敏原，要尽量提醒孩子不动、不吃。不过，有的时候，由于儿童还需要与各种食物建立相应的联系，无法确定哪种食物会促使自己过敏。在这种情况下，父母可带儿童到医院的营养科、皮肤科等科室进行咨询，在医生指导下做食物激发试验和皮肤试验，能较为准确地确定过敏原。但是这种过敏原测试只能提供参考，同一种食物的过敏反应并不是"终身制"的，过一段时间可以尝试让孩子少量接触该食物，看是否已经过了对该食物过敏的时期。

健康小贴士

由于儿童的肠胃以及免疫功能还不完善，很容易受到刺激，如果在饮食上不加以注意，就会影响孩子的身体。所以，在孩子小的时候，一定要注意食物的选择，在吃一种食物的时候不宜过多，应该少量食用，如没有异常再放心食用。

紫外线过敏者的食物禁忌

盛夏外出归来后，觉得被阳光照到的部位有瘙痒感，而且瘙痒感在短时间内并没有消退下去。皮肤在阳光下接受照射时间越长，瘙痒感就越严重，持续时间可达 24 ～ 48 小时，甚至更长。如果你也有这样的情况，表明你是紫外线过敏者。

什么是紫外线过敏

阳光中有很多光谱的光，其中 UVA（紫外线 A［段］）和 UVB（紫外线 B［段］）是人们最为熟知的紫外线，不仅由于它们是最为常见的紫外线，还由于它们对皮肤的伤害，比如会让人们"变黑"或者晒伤等。UVA 又被称为长波黑斑效应紫外线，具有非常强的穿透力。它可以穿透皮肤的表层，直达皮肤的真皮层，并破坏皮肤中的弹性纤维和胶原蛋白纤维，使皮肤变得"黑黝黝"。而 UVB 紫外线的穿透性虽不如 UVA 穿透性强，但在夏日的午后非常强烈，也可以到达真皮层。

相对于 UVA 来说，UVB 对人体有红斑作用，它既能促进体内维生素 D 形成和矿物质代谢，又可能导致皮肤晒伤。夏日午后长时间照射 UVB 可能会令皮肤变黑，并出现红肿脱皮的情况。

紫外线过敏是指皮肤受到 UVA 和 UVB 紫外线的照射，使被照射皮肤出现红、热、灼、痛现象的过程。这是由于人体内有少量光感物质引起的。人体内的光感物质经紫外线照射后会刺激免疫系统发生异常变态性反应，表现为被太阳照射的皮肤部位出现红斑、丘疹、风团或者水疱等过敏反应典型特征。

紫外线过敏与晒伤

紫外线过敏与晒伤都是由阳光造成的，但紫外线过敏症状与晒伤症状不同。紫外线过敏症状更多是丘疹、红斑、水疱等过敏性症状，而晒伤则是简单的脱皮和灼痛。且晒伤多是经受强烈的暴晒后 3～4 天开始出现脱皮现象，并且出现该现象后 1 周内，皮肤就会恢复原样，而且没有不适感。紫外线过敏导致的伤害很有可能伴随整个夏季，直到秋冬时节紫外线不那么强的时候才停止。

紫外线过敏的症状

紫外线过敏症状最常见的表现是瘙痒，而且在阳光下暴晒的时间越长，瘙痒越发严重。根据皮肤反应轻重，紫外线过敏可以被分为一度和二度。一度紫外线过敏表现为局部皮肤经日晒后出现弥漫性红斑；二度紫外线过敏表现要比一度更加严重，可能会出现水疱，并渗出淡黄色水疱液。过敏者会感觉水疱部位有灼痛或刺痒感，反应度更高的人可能还会出现发热、乏力、头痛、恶心等全身性症状。

易紫外线过敏的人不能吃的食物

紫外线过敏者之所以会发生过敏反应与体内光感物质密切相关。而在食物中，有些食物可能会增加体内光感物质，进而增加易对紫外线过敏人士发生过敏反应的可能性。

生活中常见的感光食物有茴香、芹菜、香菜、韭菜、菠菜、苋菜、莴苣、油菜、灰菜、芥菜、槐花、小白菜、胡萝卜、白萝卜、黄瓜、马兰头等蔬菜，还有草莓、苹果、木瓜、无花果、柠檬等水果。在炎热的夏季，易对紫外线过敏的人最好不要在早上或中午吃以上食物。吃了以上食物后再晒太阳，有可能会诱发紫外线过敏症状。而正在经历紫外线过敏症状的人，在不得不外出的情况下，最好不要吃这些食物，以免加重症状。

另外，正在经历紫外线过敏的人，也不要吃辛辣的刺激性食物。辛辣刺激性食物会刺激血管及血液循环，导致症状加重。

预防紫外线过敏可吃下列食物

古语说"相生相克，万物生长不息"。食物中有增加紫外线过敏可能的，就有减少紫外线过敏可能的。紫外线过敏的发生，一方面与体内免疫系统、光感物质有关；另一方面也与皮肤本身的耐受性有关。对于免疫系统、体内光感物质等因素，人们没有什么更好的方法，但人们却可以通过加强皮肤耐受性来减少紫外线过敏的可能性。

实验研究发现，维生素 C 以及维生素 B_{12} 能阻止和减弱皮肤对紫外线的敏感，加强皮肤营养。因此易对紫外线过敏的人，可以多吃一些富含维生素 C 以及维生素 B_{12} 的食物，如新鲜的西红柿、柑橘类水果以及动物内脏等。

健康小贴士

　　由于紫外线过敏为免疫性反应，因而需要长时间的养护。皮肤症状严重者，可中西医结合治疗。还要使用弱酸性温和的清洁产品，以保护皮肤不受碱性洗涤剂的损伤；使用具有清热解毒、除湿止痒的湿敷剂湿敷；配合使用温和安全的产品，以保护皮肤润泽；使用具有温和防晒效果的防晒产品；使用防晒用具，避免阳光直接接触皮肤。

食物过敏的假象——食物不耐受

在生活中，很多人可能会出现过敏症状，但这并不是过敏。在生活和医学上，有一种叫作食物不耐受的疾病，与食物过敏症状非常相似。如果不是专业人员，或者经过专业仪器检测，大部分人都不会区分食物过敏与食物不耐受。由于这种疾病与食物过敏"长得"过于相似，人们就把它叫作"食物过敏假象"。

什么是食物不耐受

食物不耐受是人体免疫系统把进入人体内某种或多种食物当作有害物质，从而针对这些物质产生过度的保护性免疫反应，并产生食物特异性 IgG 抗体的过程。食物不耐受也是免疫系统的复杂反应，不过，它与食物过敏并不是同一种机制。食物不耐受产生的特异性抗体为 IgG 抗体，而食物过敏反应产生的则是 IgE 介导。

尽管食物不耐受与食物过敏是两种完全不同机制引起的，但在表现症状上，两者却表现出了惊人的相似性。食物不耐受会表现出腹泻、腹痛、消化不良等症状，同时也会导致皮炎和食物过敏。因此，在临床上，医生也很难辨别到底是食物过敏，还是食物不耐受。但是，通过检测可以发现食物过敏以及食物不耐受的明显区别，那就是有食物不耐受反应的人，进行检测时，往往能检测出特异性 IgG 抗体。

生活中哪些常见食物易引起不耐受

虽然食物不耐受的医学定义看起来很高深，但事实上，它只是身体不接受某些食物后产生的反应。根据临床对食物不耐受的统计发现，生活中常见的食物中，牛奶、牛肉、小麦、大豆、玉米、坚果、鸡蛋、鸡肉、鳕鱼、猪肉、蘑菇、螃蟹、大米、西红柿和某些贝类容易使人产生食物不耐受反应。医院中所做的检测基本上都可以检测出上述食物的不耐受性。

食物耐受性检测技术非常简单，检测前既不需要特殊准备，也不需要饮食忌讳，检测时只需要抽取 1 毫升血液即可。医生会使用酶联免疫吸附法来检测血液中特异性 IgG 抗体的情况。一般 3 小时后就可以得到结果。检测结果不仅包括是否对检测食物存在不耐受情况，还可以检测出不耐受的程度，如重度、中度、轻度等。易发生食物不耐受的人，可以根据检测结果，调整自己的饮食。

如何解决食物不耐受反应

对于食物不耐受反应除了提高对该食物的耐受性外，没有更好的办法。不过，在食物不耐受反应急性发作期或者症状比较严重时，医生都会建议调整饮食，尽量避免接触那些导致自己产生不耐受反应的食物。

一般医生会将身体不耐受的食物分为安全食用、轮替食用、禁止食用三类分别对待。对于禁食的食物，不仅要避免接受，对含有不耐受食物成分的各类食物也要避免。如牛奶是禁食食物，那么含有大量牛奶的食物都是禁食食物，如冰激凌、奶油蛋糕等都不能食用。只有这样严格遵守科学的限食计划 1 周或者数月，才可能真正缓解症状。当然，待症状慢慢消退，身体情况显著好转后，可以适当增加轮替食物，提高轮替性食物的耐受性。比如，对鸡蛋有不耐受反应，但反应程度并不是很剧烈，则可将鸡蛋列入轮替性食物之列，每隔一段时间进食少量鸡蛋，以此来提高身体对鸡蛋的耐受能力。

其实，食物的不耐受性是指身体对食物的不接受，不过这种不接受并不是不能改变的。就如同生活中接受新事物一样，一开始你可能会觉得新事物新奇，但你经常见到这种新事物，一段时间后，新事物也会变得普通了。已经熟悉各种食物的身体，在接受不耐受食物时，虽然没有大脑认识这些事物快，但时间一长过度反应程度可能会降低。

如何饮食能降低不耐受性

人体的免疫系统对某些食物或物质的过激反应有一定的"时效性"，随着减少或避免这些物质的摄入，身体的特异性抗体会慢慢消失，从而使身体逐步恢复正常。由于身体具有这种特点，那些禁食的食物依然可以通过科学的方法，重返有食物不耐受反应人群的餐桌。在恢复禁食的过程中，要遵循下面的方法：

□在禁食食物中挑选营养价值高，但不耐受程度低的食物先进行恢复。

□在恢复进食过程中，选择最简单的食物形式。比如，对牛奶不耐受，在恢复过程中，一定要通过饮用牛奶来慢慢恢复，不要先从奶油冰激凌或者牛奶巧克力开始。成分越复杂的食物，越容易激活身体中过多的机制，引起各种非常态反应。待身体已经接受了牛奶后，再食用其他食物。

□每次只能恢复一种不耐受食物。对那些可能会引起身体产生严重过敏反应的食物，最好先不要尝试。

健康小贴士

这种假性的过敏现象常常会误导人们，所以，在出现这种不确定现象的时候，一定要到医院就诊，查明真相。除此之外，还要适量运动，这是提高机体免疫力最好的方法；养成必要的卫生习惯，并保持睡眠充足，调整情绪，保持乐观，人在疲劳、生病、生气焦虑的时候更容易过敏；有过敏体质的人，尝试新的食品要小心，买食品时要注意看标签上的成分，避免病从口入。

小心会让你过敏性休克的食物

食物会让人产生过敏反应，也会导致人产生过敏性休克。提到"休克"，人们就会意识到这是身体机能受到伤害，或者是身体机能在受到某种刺激后，产生的最为剧烈的反应。过敏性休克是过敏反应中最为剧烈的一种，严重者可能危及生命。

什么是过敏性休克

过敏性休克是过敏反应比较剧烈的形式，它是指过敏原进入已致敏的身体后，免疫机制在短时间内发生强烈的过敏反应，并累及多个脏器而表现出的症候群。过敏性休克通常都是突然剧烈发生的，给人一种措手不及之感。过敏性休克的表现以及反应程度，与机体反应性、过敏原进入量，以及过敏原进入身体的途径有很大关系，通常不同的体质、摄入过敏原量，或者过敏原发生途径会有不同程度的过敏性休克表现。

过敏性休克最明显的症状为意识模糊，但意识模糊症状也不是突然发生的，而是有一个过程。

一般人在进食导致自己过敏的食物后，首先会表现出明显的过敏反应，如感觉全身不适、皮肤发痒等，继而就会出现呼吸道缩窄和血压突然下降的表现，如呼吸困难、脸色苍白、出虚汗、脸部或颈部肿胀、焦虑、腹痛、呕吐等症状，这便是过敏性休克的前兆。如果是儿童，还可能会出现吞咽困难、流涎等症状，此时父母一定要将儿童送入医院，及早采取抗敏医疗措施。

哪些食物可能引起过敏性休克?

过敏性休克是过敏反应"较为严重"的状态,从理论上讲,任何过敏原或过敏反应都可能会导致过敏性休克,但在生活中,由于大多数人对过敏反应比较敏感,在身体稍有过敏反应时,便会停止对过敏原的摄入,因此一般不会发生过敏性休克。

除了过敏原的数量外,过敏休克的发生还与过敏体质、过敏原摄入方式有关。例如,对于别的过敏体质人群来说,吃一点苹果可能只会感觉到嘴边有些痒而已,而对于那些对苹果反应比较敏感的人来说,吃一点苹果就有可能会导致过敏性休克。

不过,人们在研究过程中发现,即使是对某种食物过于敏感的人,在生活中也不会轻易发生过敏性休克,因为他们对这些导致自己过敏的食物非常谨慎。

尽管如此,拥有过敏体质的人群还是要多注意,因为在过敏性休克中,有一类叫作"食物依赖运动诱发的过敏性休克",与食物和运动密切相关。易过敏者在进食了虾、面粉或面粉制品、芹菜等食物后 6 小时内运动,就会发生严重的过敏性休克反应,出现荨麻疹、喉咙水肿、呼吸困难、血压下降、意识丧失等症状。在此提醒所有过敏体质人群,在食用了面粉或面粉制品、虾、芹菜等可能产生过敏的食物后,最好不要去剧烈运动,以免产生过敏性休克。

健康小贴士

　　食物过敏原相互之间也存在交叉过敏的现象，比如对食物甲过敏的人一段时间后会转到对食物乙过敏。有些食物过敏经过一段时间后会好转，因此，不但确诊时要查过敏原，确诊后每 1～2 年还要复查，就是看看过敏原有没有变化，以指导患者更好地规避生活中的风险。

怎样喂养对食物过敏的婴儿

过敏体质是遗传的，父母中如有一人是过敏体质，那么小宝宝出生后，至少有 30% 的概率是过敏体质。最为重要的是，婴儿身体机能尚未完善，消化系统通透性强，食物很容易通过婴儿消化系统进入身体更深层次的活动机制，引起过敏反应。由于婴儿懵懂无知，且身体还没有建立起足够强大的耐受能力，因此一旦发生过敏反应，他所承受的痛苦要比大人多得多，而父母看着孩子痛苦，也会寝食难安、身心憔悴。

婴儿食物过敏的表现

婴儿出现食物过敏情况的表现要比大人更为严重，而且具有一定的"隐蔽性"，即父母多会将过敏反应症状当作其他症状来治疗或调理。与此同时，忽略了导致婴儿发生过敏反应的过敏原，无意中加重了婴儿的过敏症状。最令人担心的是，父母这种无意识"放纵"孩子过敏反应的行为，很有可能导致孩子长大后患过敏性疾病。因此，婴儿有过敏反应，父母要及时进行纠正或干预。生活中，婴儿都会出现哪些具有"隐蔽性"的过敏反应症状呢？

湿疹。婴儿肌肤幼嫩，过敏反应很容易表现在皮肤上，而湿疹是过敏反应中最为常见的反应。不过，在婴儿时期，由于照顾不周等问题，孩子很容易出现幼儿湿疹，所以父母往往将出现的所有湿疹都归为幼儿湿疹，而忽略了过敏反应的可能。

腹泻。婴儿出现腹泻情况，大多数父母或亲人都会认为是"着凉了"，也有可能是"吃错了东西"，但很少会考虑到可能是孩子对某种食物产生过敏反应了。

哮喘。婴儿发生过敏反应后，很容易出现哮喘的症状，面对这一症状，更多的父母会将关注点放在呼吸道上，而忽略了对孩子所食食物的检查。

除了以上 3 种症状外，婴儿食物过敏还容易出现过敏性角膜炎、过敏性鼻炎、异位性皮肤炎、荨麻疹等。在生活中，当婴儿出现了上述症状，而且父母中有人是过敏体质时，父母一定要注意病因，看这些症状是不是由于过敏反应引起的。

过敏体质婴儿科学喂养是关键

同儿童及成人相比，导致婴儿发生过敏反应的食物更加广泛，除了能够引起儿童或成人发生过敏反应的食物外，富含细菌的食物，如不新鲜的鱼、虾、肉；含霉菌的食物，如蘑菇、米醋；不容易消化的食物，如海带、蛤蚌类等食物都可能会引起婴儿的过敏反应。

对婴儿的过敏反应，到目前为止并没有更好的治疗方法，最有效的方法是预防。在给婴儿安排饮食时，一定要谨慎而行。

父母有过敏史的婴儿，母亲最好坚持母乳喂养 6 个月以上。如果母亲是过敏体质，在喂奶期间，最好不要吃容易引起过敏反应的食物，以免引起婴儿间接的过敏反应。

如果父母中有一人是过敏体质，要尽量推迟婴儿食用鸡蛋等辅食，但对于米粉、配方奶粉等辅食不必推迟。

如知道孩子可能会是过敏体质，在给孩子添加辅食时，最好仔细观察、记录孩子的饮食情况。如有过敏情况出现要及时纠正，并避免孩子再次接触过敏性食物。如孩子接触食物后所产生的过敏症状比较轻，可以在孩子过敏症状消失后，试着让孩子接触一点点过敏食物，以提高其对该食物的过敏耐受力。

如孩子可能是过敏体质，在给孩子添加辅食时，要少量、少种类添加，并且应从易于消化而又不容易引起过敏反应的食物——谷类开始添加，如米糊。

如果婴儿出现了过敏反应，父母要根据医生指导建议，及时对婴儿饮食进行调整，并进行治疗和干预，这样做在一定程度上可以缓解婴儿将来出现严重过敏反应的症状，避免将来出现过敏性疾病。

健康小贴士

食物引起的过敏反应最容易在 0～1 岁的孩子身上出现，其中最常见的表现是湿疹，有时会伴随呕吐、频繁哭闹、腹泻、便秘等过敏症状。这时父母要及时给予恰当干预，如果没有进行及时干预，孩子就有可能形成过敏性疾病，如过敏性鼻炎或哮喘等。

谨慎用药，远离药物过敏

　　在生活中，使用药物是治疗疾病，缓解人们病痛的重要方式。不同的药物作用于人体的方式不同，人体做出的反应也不同。有些药物进入人体后，可能会激起人体内免疫系统的过激反应，出现过敏反应。药物导致的过敏反应给身体带来的伤害很大，因此生活中一定要谨慎用药。

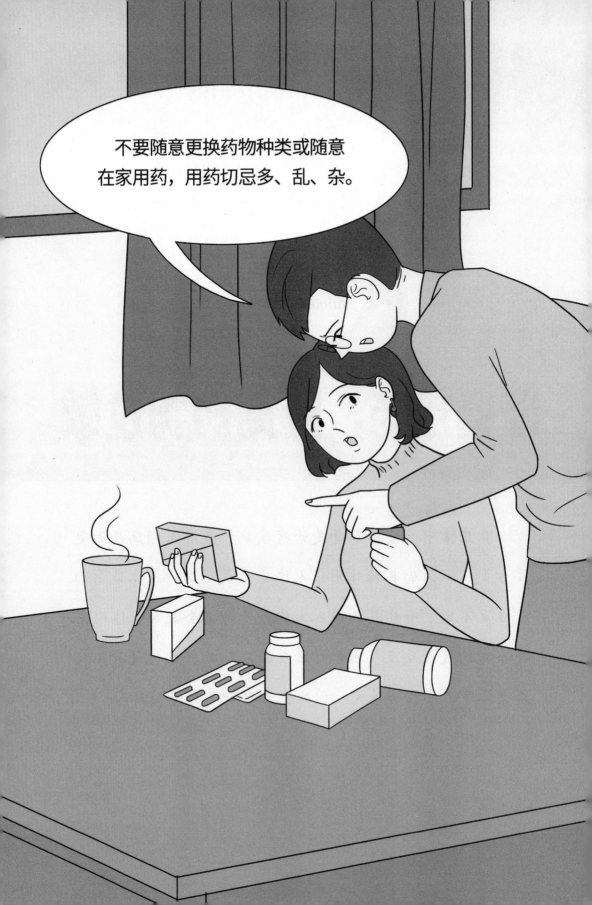

如何判断自己是否药物过敏

药物作用于身体，在治疗疾病的同时，也可能会导致身体产生某些不好的反应，这个过程在医学上被称为"作用"。药物作用于身体，除了治病外，往往会带来两种类型的不良反应——A 型和 B 型。副作用、毒性反应、过度效应属 A 型不良反应；B 型不良反应又称为与剂量不相关的不良反应。它的发生往往与药物本身的正常药理作用无关，与使用药物的剂量也无关联。医生很难预测这种不良反应什么时候发生，虽然B 型不良反应发生率低，但死亡率很高。药物过敏（药物变态反应）属 B 型不良反应。

什么是药物过敏反应

药物过敏反应与其他异物导致的过敏反应机制相同，是指特异体质的人，在使用某种药物后产生的类似于过敏的不良反应。药物导致的过敏反应症状与普通的过敏反应相同，常常表现为皮肤潮红、瘙痒、皮疹、心悸或呼吸困难，严重者可出现休克或死亡。

判断是否药物过敏的方法

药物反应发生的病因机理颇为复杂，有变态反应性，亦有非变态反应性或其他特殊机制，因此从药物反应机理上寻找药物过敏的原因并不简单。由于药物过敏在症状上与药物其他反应有类似的特点，因此症状也不能成为判断其是否为药物过敏的唯一方法。在临床上，判断是否药物过敏更多的是依赖于医生总结出的经验。目前来看，判断是否药物过敏主要有三个方面。

使用药物史。药物导致的过敏反应，一定有用药史。在临床中，抗生素类药物、磺胺类药物、解热镇痛类药物、镇静类药物、抗癫痫类药物、异种血清制剂及疫苗，以及部分中药都可能会引起某些特异体质人群发生过敏反应。常见具体药物名称为青霉素、氯霉素、链霉素、氨苄青霉素、土霉素、磺胺二甲嘧啶、阿司匹林、非那西汀、氨基比林、眠尔通、苯妥英钠、鲁米那、泰尔登、破伤风抗毒素、狂犬病疫苗、蛇毒免疫血清等，中药包括葛根、板蓝根、丹参、益母草、天花粉、大青叶、毛冬青、穿心莲、紫草、槐花、青蒿、防风等，以及部分中成药等。

是否为在近期使用的药物。药物作用于身体，刺激身体机制发生某种反应有一定的潜伏期。通常，使用新药物 4 ～ 20 天内发生了皮肤发红、瘙痒、皮疹等症状，则要先考虑是否为药物过敏。如果不确定是否为药物过敏，可以再食用少许同种药物，观察症状是否严重。因为对某种药物已经过敏者，若再次用同样药物，即使微量，也常导致药疹复发。

看症状。药物过敏最先表现在症状上，症状虽不能作为判断是否为药物过敏的唯一标准，但与以上两个原因结合，则可推断出是否为药物过敏。药物过敏最明显的症状是皮肤上出现皮疹，而皮疹的形态往往各种各样，可呈现出固定性红斑、荨麻疹样红斑、紫癜、玫瑰糠疹以及水疱型、猩红热样、剥脱性皮炎等各种形式，并伴随着严重的瘙痒。这些皮疹可分布于全身各个位置，不过大多数呈现对称分布，且皮疹发红，色泽鲜艳，有时可能还伴随着黏膜损害。停止使用药物后，皮疹会逐渐消退。

如果您近期有摄入新药物的历史，并且出现了红斑、皮疹等类似过敏的症状，则很有可能是药物过敏。此时应及时到医院就医。

健康小贴士

因药物过敏而导致的皮疹在出现时，往往呈现出一定的规律性。皮疹一般先从面颈部出现，然后依次向下波及上肢、躯干和下肢，同时可能伴有发热、畏寒、全身不适等症状。如果近期使用了新药物，并出现了上述症状，应及时到医院就诊。

交叉用药引起的过敏反应

面对药物过敏，很多人会在确定身体对某种药物过敏后，就不再使用该种药物，并且以为这样就可以避免二次过敏。事实上，即使这样做也不能完全避免过敏。因为同交叉食物引起过敏反应一样，药物也存在着交叉过敏问题。

什么是药物交叉过敏

药物交叉过敏并不像人们理解的那样，在服用了一种药物后，再次服用另一种药物，两种药物相互作用产生过敏反应。在医学上，除非是有利于疾病治愈，否则绝对不允许将两种可能会产生相互作用的药物在同一时间使用在同一个患者身上。因此，因两种药物交叉反应导致的过敏反应是不存在的。这里所说的交叉反应是指患者已经对某种药物发生过敏反应以后，使用另一种药物，尽管后一种药物并不是首次引发过敏反应的药物，但这两种药物在化学结构上相似，后一种药物也会导致过敏反应。这种情况就称为药物交叉过敏反应。

常见的产生交叉过敏的药物

药物之所以能产生交叉过敏，主要是由于药物制剂之间有相似的结构引起的。因此凡是拥有与导致本身过敏药物相同结构的药物，都有可能造成交叉过敏反应。一般说来，下列组合可能会有交叉药物过敏反应：

磺胺类药物交叉过敏。如果患者对一种磺胺类药物过敏，那么很可能对所有磺胺类药物都过敏。常见磺胺类药物有磺胺二甲嘧啶、柳氮磺吡啶、磺胺醋酰钠、磺胺苯吡唑、琥珀磺胺噻唑、复方磺胺嘧啶等。在这里需要注意的是，有些药物虽然不属于磺胺类，但服用后也有可能会导致身体产生对磺胺类药物的交叉过敏反应。这些药物是甲苯磺丁脲片、二甲双胍片、氯磺丙脲片等磺酰脲类口服降血糖药。磺酰脲类药物与磺胺类药物含有同样的化学基团，因此会导致身体产生交叉过敏反应。

头孢类药物过敏。如果已确定对青霉素或氯霉素等药物过敏，那么很有可能对头孢类药物，如阿莫西林、头孢曲松、头孢拉定、先锋哌酮等产生交叉过敏反应。

如确定对奋乃静、氯丙嗪、异丙嗪、三氟拉嗪等吩噻嗪类药物过敏，那么再服用抗精神病药物就可能会产生交叉过敏反应。

如果确定对四环素有过敏反应，那么很有可能对美满霉素、强力霉素等药物产生交叉过敏反应。

红霉素与麦迪霉素、叉霉素、螺旋霉素等大环内酯类药物有交叉过敏反应。

庆大霉素与卡那霉素、丁胺卡那霉素、妥布霉素等氨基糖苷类抗生素有交叉过敏反应。

同一血清蛋白质制剂过敏。如对破伤风抗毒素针剂过敏，很有可能对狂犬病血清针剂过敏，因为这两种药物中都含有马的血清蛋白质。

过敏体质的人群如已确定对某类药物过敏，除了要避免使用与首次过敏药物结构类似的药物外，还要注意避免使用含有与首次过敏药物成分相同的复方制剂。

过敏
Baituo Guomin

健康小贴士

对药物产生过敏反应要及时向医生反映，而且在不熟悉的医生处开处方时，也要告诉医生对哪类药物过敏，可以让医生及时更换其他具有同等疗效的药物。

如何预防药物过敏

药物过敏的预防是非常有效的，毕竟容易导致药物过敏的都是处方类药物，而一个处方类药物从药剂师手里到易过敏体质的人手里，要经过拥有丰富医学专业知识的医生。因此，只要易过敏体质人群非常了解自己的药物过敏史，而且面对的医生并不是一个对药物一点不了解的非专业人士，那么易过敏体质人群出现药物过敏的概率是非常低的。不过，在生活中经常遇到的问题是，易过敏人群并不知道自己是否为易过敏体质，而且对容易使自己产生过敏反应的药物也了解得不多。

了解药物过敏症状

过敏的致病因素虽然复杂，但症状非常明显。不管是食物导致的过敏反应，还是因药物导致的过敏反应，在接触了过敏原或致敏物的短期内，都会在皮肤上出现红斑、发痒、风疹等症状。在药物过敏中，可能还会出现哮喘、鼻炎、皮炎等症状。如果在服用新药后出现了以上症状，而且确定以上症状不是由于复发或者其他因素引起的，便可以大致确定是药物过敏反应了。

当然，如果对自己是否为过敏体质有一定的了解，或者家中有直系亲属是过敏体质，在出现以上过敏反应症状时，首先要考虑是否为药物过敏。

做过敏试验

在使用易导致过敏的药物前，医生会建议做过敏试验，此时除了已确定对这些药物会产生过敏反应的人外，其他不了解自己是否会过敏的人一定要做过敏试验。这是了解自己是否会对药物过敏的最好办法。

要有药物过敏反应的意识

在初次使用或再次使用同一种药物期间，如果出现了不明原因的头晕、恶心、心悸、呕吐，以及可能出现的皮肤症状时，应首先考虑是否为药物过敏，并及时去医院请医生进行诊断和治疗。

用药注意

在用药之前要有药物过敏意识，要对自己的体质以及是否会产生过敏反应进行了解。在用药后，也要注意：

不要随意更换药物种类。易过敏人群在使用固定的药物，如降压药、降血糖药物时，尽量使用已熟悉的种类，除非医生建议，否则不要随意更换其他药物，更不要自己随意增减剂量。

不要随意在家用药。大多数人在出现"小病小痛"时，都习惯于自己随便找点药吃，其实这是一种非常不好的习惯。要随时牢记"是药三分毒"，而且疾病是变化的，当身体出现不适感时，不能确定是什么原因导致的，一定不要盲目地胡乱服用药物。这时，最好还是到医院检查，在医生指导下，科学、合理、安全用药。

谨慎用药。在开处方之前，一定要将自己药物过敏的情况告诉医生。

如果用药后出现了过敏症状，不管能不能确定这些症状是药物引起的，都应该立即停止用药，然后去医院请医生确诊。

用药切忌多、乱、杂。在治病过程中，用药可能存在种类多、杂，时间乱的情况，很容易引起不良反应或药物交叉过敏的情况。因此，有代谢性疾病或者在大病康复、控制期间服药一定要注意，切忌用药多、杂、乱，要牢记各种药物的服用时间，以及药物剂量，不宜在同一时间服用各种药物，每一种药物服用时间至少隔 30 分钟。

除了上述问题外，在预防药物过敏时，还要注意中药的过敏反应问题。在人们的传统观念中，只有西药才会出现过敏反应，中药因"副作用"小不会出现过敏问题，事实上这种观点是错误的。中药也存在着过敏问题，例如葛根、云南白药、牛黄解毒片等，因此习惯于中医治疗的易过敏人群应该多加注意。

健康小贴士

在预防药物过敏反应中还要注意某些药物所致的光敏反应。某些药物本身虽不易出现过敏反应，但一旦经受长时间的暴晒就会引发过敏性皮炎。常见的会引起光敏反应的药物有非那根、奎尼丁、灰黄霉素、冬眠灵，以及本身就很敏感的磺胺类药物等。如服用了这类药物，最好不要露天工作或暴晒过久。

小儿发生了药物过敏怎么办

不论人们如何小心，药物过敏反应还是会发生，这是由于人们对药物专业名词并不了解，以及药物不断发展，人们对导致自己过敏的药物的了解没有跟上药物发展速度所致。不过，由于成人应对药物时已具有了一定的经验，因此药物过敏发生在成人身上并引起严重后果的情况比较少。相反，小儿出现药物过敏的概率要远远大于成人。

小儿发生药物过敏反应，多与小儿本身是过敏体质有关，一般与用药剂量、服药途径以及药物本身的药理作用无关。当小儿发生了药物过敏后，一定要遵从下面的做法：

立即停药

小儿发生药物过敏反应最难的地方并不是如何做，而是如何确定是药物过敏。判断小儿是否发生药物过敏，与成人发生药物过敏反应的判断相同。确定小儿确实是由于药物过敏引起的不良症状后，要立即停药。症状轻微的药物过敏反应，如出现皮肤潮红、皮疹、发痒、小儿哭闹、呼吸困难等表现时，可以适当服用家里有的抗过敏药物。

就近求医

如果药物过敏情况严重，小儿出现脸色苍白、呼吸不畅、出冷汗、手脚冰冷等情况时，不要耽误，要立即送往医院。在送往医院的过程中，要让小儿平躺在母亲或其他亲人怀中，解开孩子的衣扣，让孩子的头偏向一侧，确保孩子呼吸通畅。如果必要，还可以采取一些急救步骤，如采取让孩子吸氧、清除口鼻内分泌物等方式缓解孩子痛苦，更有利于缓解病情。

加速药物排泄

由于药物过敏反应是因药物成分、结构激起身体免疫系统过激反应引起的，只要药物的成分还存在于体内，就会一直持续发生药物过敏反应，因此要减轻药物过敏反应，就要加快药物的代谢。可以通过服用泻药、注射或点滴利尿药等方法，来提高药物排泄速度。

在治疗药物过敏的过程中，判断是否药物过敏的时间极为重要。一般说来，越早确定药物过敏，越可进行及早治疗，而人们承受的痛苦就会越少。对于易过敏体质的人来说，了解药物过敏后怎么办只是补救措施，最好的方法还是提前预防。

健康小贴士

使用一些药物之前，一定要做皮试。药物皮试可以检测出身体对青霉素、碘化物有无敏感性，这对预防药物过敏反应有一定价值。不过，这种试验对预防药疹的发生意义并不大。此时可以通过体外淋巴细胞转化试验及放射变应原吸附试验，来检测部分药物是否具有致敏性。

药物过敏试验要注意哪些问题

药物过敏试验俗称"皮试"，是指为了防止过敏反应的发生，在为患者使用一些容易引发过敏反应的药物前，先做的皮肤敏感试验。皮试是借助抗原、抗体在皮肤上的反应，来进行免疫学检测的方法。一般说来，药物引发的过敏反应与药物剂量无关，而免疫系统在遭遇这些过敏药物时的应答反应模式是一样的。因此，从理论上说，药物皮试确实可以进行免疫学检测。

药物过敏试验要看什么

相信大多数人都做过药物过敏试验，或者见过药物过敏试验的实施过程，医生或护士在试验者皮下注射少量药物后，会等待 15 ～ 20 分钟时间，来观察被试验的那块皮肤的反应。医学上，根据药物进入皮肤的反应机制，将皮试分为两大类：一类为中和反应皮肤试验，它是指在药物进入皮肤后，可观察到的机体体液的免疫状态；另一类是超敏反应皮肤试验，是检测机体的超敏反应和细胞免疫状态的。

皮试虽被分为两种类型，但其观察点是一样的。即无论采用的是中和反应皮肤试验，还是超敏反应皮肤试验，医护人员都是通过皮肤或者是人体的免疫系统对药物的接受程度来操作的。一般在前臂屈侧皮内注射试验的药物后，皮肤会鼓起一个小包，这是药物进入皮肤的表现，并不是皮肤对药物的反应。待 15 ～ 20 分钟后，若刚才的"小包"没有变红，周围也并没有出现不明原因的小红疹、红斑等症状，则可以确定皮试反应呈阴性，可以继续使用此类药物。如果在注射药物出现的"小包"周围出现了局部的发红、红包、丘疹等症状，则表明皮试反应为阳性，会对此类药物产生过敏反应，医护人员就会给病患使用其他有同种功效，但不容易导致过敏反应的药物。

做皮试时要注意的 4 大问题

对于大多数人来说，在做皮试时注射少量药物，即使发生过敏反应，也只是表现在局部，不会导致严重的后果。但生活中，有人体质特殊，对某种物质高度敏感，即使应用极少量的药物，或者仅仅是与过敏原稍微接触，也会发生严重的过敏反应。因此，即使在做皮试，也要注意以下 4 个方面：

要及时反映自己的药物过敏史。在接受过敏试验前，一定要先和医生沟通，将自己过去是否使用过该药物，是否存在过敏反应情况等信息，及时反映给医护人员，以便医护人员选择药物或者决定是否做皮试。一般说来，如果以前做过该药物的皮试，或者确定对某种药物过敏，则应禁止再做此过敏试验。

避免人为因素影响结果。过敏试验从药物注射进皮肤，到观察是否有过敏反应，需要 15 ～ 20 分钟的时间。在这段时间内，尽量不要按揉、摩擦药物注射部位，不要让药物注射部位受到任何刺激，以免造成人为的红肿，影响试验结果的观察。

在接受过敏试验期间，不要远离注射室。有特殊体质的人，即使对极少量的试验药液也会发生严重的过敏反应。不远离注射室，更有利于及时采取抗过敏措施或者急救措施。

观察全身性不适。在做过敏试验时，除了观察皮肤反应的变化外，还应观察全身性的不适感觉。如注射药物后，有胸闷、心慌、头晕、气促、腹痛、恶心、呕吐等不适时，应立即告诉医护人员，采取必要的处理措施。

事实上，大多数人在接受注射少量药液的皮肤过敏试验时，只会出现轻微的过敏症状，只有极少数的特殊高敏感体质，才会出现严重的过敏反应。所以即使是易过敏体质者，对皮试也不需要过于担心。

健康小贴士

即使做皮肤过敏试验时没有出现阳性反应，患者在用药过程中也需要严密观察自己的反应。因为有的患者会出现过敏反应延迟的情况，在过敏试验后 24～48 小时内才出现过敏反应。因此，即使皮试结果呈阴性，还是要格外小心。如是第一次注射该种药物，最好在注射后观察半小时无反应后再离开。

哪些因素对药物过敏有影响

药物过敏反应是指有特异体质的患者，在使用某种药物之后产生的不良反应。一般情况下，药物过敏反应的发生与药物剂量因素无关。从药物过敏反应定义可以看出，发生药物过敏反应的决定性因素是药物本身以及过敏体质。不过，在实际生活中，药物和易过敏体质并不仅是发生药物过敏的唯一影响因素，还有其他因素影响药物过敏反应的发生。

遗传因素

药物过敏反应的决定性因素是过敏体质和药物，所以药物过敏反应理所当然会受到遗传因素的影响。从临床统计来看，在出现药疹现象的人群中，37.5% 的人有过敏性疾病史，18.18% 的人有家族过敏史，也证明了这点。

环境因素

在人们的印象中，环境因素对因花粉、灰尘导致的过敏反应似乎影响更大，对药物过敏反应应该没什么影响。其实，环境因素可以直接影响机体对治疗药物的反应，或者改变药物有关抗原，使药物抗原变成免疫原性，引起过敏反应。

用药方法

严格意义上讲，用药方法并不会导致过敏性疾病发生，但对于特殊人群，比如，除了拥有过敏体质外，可能还存在着某些脏器损伤，或者其他代谢性疾病时，用药方法可能会影响其药物过敏反应的发生，但并没有决定性意义。

药物的性质

药物的性质对药物过敏反应发生有一定的决定性。从化学结构上看，具有嘧啶核、苯核的药物抗原性高，容易引发易过敏人群的药物过敏反应。因此，在生活中拿到药物后，如看到药物说明书上有"嘧啶""苯"等字眼，就要仔细询问，是否药物具有引发过敏反应的可能。在服用药物后，也要仔细观察，是否有过敏反应出现。

另外，有些药物本身并不会引发药物过敏，但它的赋形剂和溶媒结合则会引发药物过敏反应。一般可引起药物过敏反应的溶媒有：油、羟甲基纤维素和乳化剂，它们与药物共同作用，可以使抗原潴留或引起局部炎症。因此，在使用易导致人体过敏的药物前，要注意溶媒的摄入。

药物的治疗剂量、疗程和疗程次数

对于是过敏体质，且肝脏、肾脏功能弱的人，药物的治疗剂量、疗程和疗程次数对是否发生药物过敏反应影响很大。一般来说，摄取药物的机会越多，产生药物过敏反应的机会也就越大。另外，间歇重复使用，要比长期无间隙的使用产生药物过敏反应的概率要高。

当然，由于药物过敏反应的个体差异非常大，因此上述因素不一定会全部作用于某一个易过敏的人身上。但在临床上，以上因素确实会影响药物过敏，易过敏人群要特别注意。

健康小贴士

除了上述几种影响因素外，药物的剂型也可影响药物过敏的发生。在临床上，胰岛素的非结晶型引发的过敏反应，要比很快吸收的剂型更容易发生过敏反应。这点，易过敏的人也应多加注意。

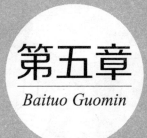

第五章

Baituo Guomin

过敏的防治与护理

对过敏性疾病来说，治疗不是最好的方法，只是疾病发生后的一种"弥补性"措施，真正能够让易过敏人群避免过敏性疾病折磨的，其实是预防。当然，由于诱发过敏性疾病的因素令人"防不胜防"，治疗和过敏后的护理也成为易过敏人群需要特别注意的问题。

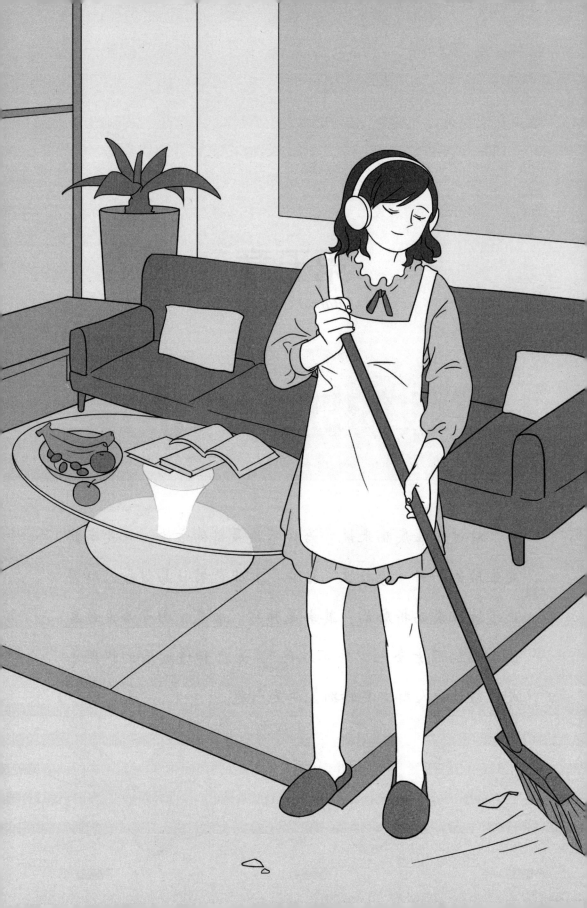

科学做法远离春季皮炎骚扰

过敏性疾病的发作有着明显的季节性特点，其中春季发生过敏性皮炎的人数最多。据统计，在春季，每 10 个到医院治疗过敏性疾病的人中，就有 2 个是要治疗过敏性皮炎的，可见过敏性皮炎的患病率之高。

人们容易在春季患过敏性皮炎与气候有密切关系。春天来临，万物复苏，空气中弥漫着各种灰尘、花粉和孢子，而且气候干燥、多风，这些过敏原很容易黏附在人的皮肤上。对于人体皮肤来说，春天，随着气温升高，皮肤开始出现一系列变化，分泌油脂增多，角质层变薄，并极易出现缺水、干燥的情况，此时黏附上过敏原就容易发生瘙痒、干燥、脱屑、发红等症状，即过敏性皮炎。

远离春季过敏原

对于任何过敏反应来说，远离过敏原都是预防过敏反应的最好方法。春季过敏原多，做好充分的防护措施，可以大大减少过敏反应的发生。

□针对常见的过敏原，如花粉、灰尘等物质，可以通过减少不必要的外出，遮盖好皮肤，如以穿长衣长裤、戴口罩等方式，来减少接触过敏原的机会。

□有些人的过敏体质并不是天生的，对过敏原产生的过敏反应也并不是天生的，而是由于经常接受某种物质的慢性刺激而引起的。一旦出现这种情况，人们就应该提高对该种事物的耐受性。

不管是常见的过敏原，还是由于慢性刺激而导致的过敏反应，易过敏人群都要注意远离过敏原，这是预防春季过敏性皮炎的最好方法。

保证充足的睡眠和休息

由于导致过敏的主要原因是过敏体质，因此调整过敏体质是最好的预防过敏的方法。有些人的皮肤之所以常发生过敏，一方面是由于体质内部免疫系统先天比较敏感；另一方面是由于皮肤经受了"风吹日晒"，皮肤细胞营养流失以及细胞损伤导致皮肤的"抗压"能力减弱，促使了过敏反应的发生。皮肤经受了各种压力，需要时间来"休整"，以补充营养和修复损伤的细胞。通常，夜晚 10 点至凌晨 4 点是皮肤休整的最佳阶段，而对于现代都市人而言，夜晚几乎成了大家最为放松的时刻。不过，这种熬夜上网、泡酒吧的"放松"可能会加重身体的疲劳。

在上亿年的进化中，人类已经形成了白天工作、夜晚休息的模式。在夜晚，身体各器官以及神经"轮班"休息，并调整到最好的状态，以应付第二天依然繁忙的工作。熬夜不睡觉就是"强迫"各器官"继续工作"。身体器官在疲劳的情况下，不得不过分压榨细胞的能量，这样的做法会加速细胞老化，从而降低皮肤和其他各器官的"抗压"能力。当皮肤接触过敏原时，"疲劳而脆弱"的皮肤没有力量来对抗，只有通过免疫系统的过激反应才能保护自己。

生活中，保证充足的睡眠和休息有利于改善体质，同时也可以给皮肤和其他器官充分的"休整"时间，增强抵抗力。

改善皮肤自身的保护

　　人体成长的过程就是一个细胞逐渐衰老的过程，细胞衰老、死亡，新细胞产生并代替老细胞的工作，这个过程一直在身体内不断循环，以保证人们维持日常的活动。从理论上讲，皮肤表层细胞的自我更新周期为 2～4 周，如此快速的更新周期，即使在身体中也是首屈一指的，这也是皮肤保持本身活力的有效手段。皮肤的快速更新能使皮肤始终保持身体最外"防御线"的地位，抵抗每日空气中的污染以及水分的流失，同时减少损伤。然而，即使皮肤保持如此快速的更新速度，依然会逐渐老化，并降低自我保护能力。因此，生活中我们要帮助皮肤保护好自己，选用合适的、优质的化妆品，并在每天起床后、临睡前做好清洁、保湿及防晒，以保证皮肤的水分和活力。

　　另外，要想做好皮肤的防护，还需要从饮食上下功夫，多吃富含维生素及胶原蛋白的食物，如各种水果、蔬菜及富含胶原蛋白的动物肉皮等。

健康小贴士

　　提高皮肤的免疫能力，还可以通过经常按摩皮肤来达到。在一个星期中，选两天去美容院或临睡前给自己做一个皮肤 SPA，用双手顺着肌肉、血管走向，缓慢地按摩几分钟，促进血液循环和细胞分泌，可增加皮肤的胶质和油质，达到保护皮肤的目的。

小心花粉过敏

除了过敏性鼻炎、过敏性哮喘这些人们耳熟能详的过敏性疾病外，人们对"花粉症"这个名称也格外熟悉。其实，花粉症是指由花粉引起的呼吸道变态反应病的总称。由花粉引起的过敏性鼻炎、过敏性哮喘，甚至是过敏性结膜炎等都可称为花粉症。花粉症的预防在一定程度上与过敏性鼻炎、过敏性哮喘的预防有一定的重合，但在这里只强调那些容易引起花粉症的花，以提醒易过敏人群注意。

如何确定自己是否为花粉症

花粉症可能会以过敏性鼻炎、过敏性哮喘、过敏性皮炎的方式表现出来，不过，导致过敏性鼻炎、过敏性哮喘、过敏性皮炎发作的可能不仅仅是花粉，还有灰尘、螨虫等其他因素。那么该如何确定自己是得了花粉症，而不是由于其他因素导致的过敏现象呢？花粉症引起的过敏现象往往具有下面这些特点：

□过敏症状具有明显的季节性，春、夏时节，且是大量花草树木开花时节，易出现过敏现象。

□生活或工作区域有大量的花草。

□过敏现象的出现具有明显的规律性。比如，每年到某个时节或者某种花开放时，就会出现过敏现象。

容易引起花粉症的花的特点

通常，能引起花粉症的花都具有花粉量大；花粉小而轻，能随风飘散；花具有非常强的适应能力，可以广泛生长等特点。

生活中常见的可以引起花粉症的花主要为风媒花，如杨树、松树、柏树、杉树、柳树、银杏、白蜡、泡桐、栎树、桉树、木麻黄、榆树、桦树、槐树、苦楝、玉米等植物。由于这些树木宜种地区、开花时间不同，所以全国各地花粉症的高峰期也略有不同。

一般说来，华东、中南地区多种植梧桐，华南地区城市则喜种植苦楝、木麻黄、红花羊蹄等，其空气中花粉高峰期多在 3～6 月，云南和海南省可能更提前一些。北方由于气候原因，各种植物开花相对比南方晚一些，所以在 4～6 月是花粉高峰期。不过，由于北方某些城市，如北京近年来引进了许多早春植物，每到 3～5 月，空气中花粉含量也会达到比较高的水平。东北地区空气中花粉高峰期一般在 6～8 月，此时患花粉症的人明显增多。

花粉散发高峰期怎么办

在空气中花粉密度较大的时间段，易过敏人群尽量减少外出的机会。如果必须要外出，也应做好完全准备，穿长衣长裤、包好头巾、戴上口罩和墨镜等，以减少接触花粉的机会。另外，由于空气中花粉的密度具有在暖和的日子里较大，下雨天或者气温较低时较小的特点，如必须外出，可选择降水天气或者早上比较早的时候出门。一般说来，空气中飘浮的花粉高峰期大约为 10 天，只要坚持过了这 10 天，将大大减少发生花粉症的概率。

健康小贴士

　　如果得了花粉症，而且症状非常严重，可以考虑使用肾上腺皮质激素来改善症状，效果非常明显。不过，肾上腺皮质激素也有它的不良反应。临床治疗发现，长时间使用肾上腺皮质激素可能导致出现比花粉症更严重的疾病。因此，使用肾上腺皮质激素治疗时要非常谨慎。

花粉过敏会诱发哮喘病

花粉过敏是临床上的常见病与多发病，人们通常将花粉诱发的过敏性鼻炎、过敏性结膜炎、过敏性咳嗽和哮喘以及皮肤过敏统称为花粉症，其中过敏性鼻炎是花粉症的主要症状。由于该病与花粉季节密切相关，所以临床上也称其为季节性变应性鼻炎。

大气中的致敏花粉有很多种类，目前已知的会引起人类过敏的植物花粉有数百种之多。花粉症的发病人群以中青年为主，儿童和老年人比较少见。花粉症患者通常有特应性素质，医生在诊治时应注意询问其家庭成员的过敏史以及个人的过敏史，对协助诊断具有重要意义。

我们已经了解了花粉症的发病原因，那么花粉症对哮喘会有怎样的影响呢？当花粉吸入呼吸道后，会先在上呼吸道沉积，当吸入较高浓度的花粉时还可以侵犯下呼吸道。当沉积在鼻黏膜后，黏膜的分泌物会将花粉中的变应原分子浸出，透过黏膜屏障与抗原提呈细胞结合，从而导致一系列的过敏反应。所以大多数患者会先出现上呼吸道症状，然后才出现咳嗽、痰多、喘息、眼痒、结膜充血等其他过敏症状。

上呼吸道过敏症状的表现：主要表现为鼻部或咽部的过敏。鼻部的症状表现为变应性鼻炎症状如鼻痒、打喷嚏、流鼻涕，并伴有眼睛、耳朵和上颚部的痒感。患者表现为反复揉眼、搓鼻，打喷嚏，在打喷嚏的同时伴有大量的清色黏液样鼻分泌物。多数患者可伴有交替或持续性鼻塞等症状。典型的鼻部特征为鼻黏膜呈灰蓝色、浅灰色或苍白色、黏膜水肿，鼻道内有黏液性分泌物，慢性患者会出现下鼻甲或中鼻甲肥大。

咽喉部的症状主要表现为咽痒、软腭部位痒和咽部异物感等，少数患者会出现因咽部有分泌物而引起刺激性咳嗽。检查可见患者的咽部黏膜弥漫充血或黏膜干燥苍白，有时在咽部还可见少许分泌物。

下呼吸道过敏症状的表现：当人们吸入浓度较高的花粉时，花粉症患者同时伴有下呼吸道过敏症状，如咳嗽、喘息、痰多。一些患者上呼吸道和下呼吸道的症状同时出现或者是先有下呼吸道症状再有上呼吸道症状。

其他如眼部和皮肤的过敏症状：眼部的症状表现为过敏性结膜炎的症状，包括眼痒、流泪、眼结膜及眼睑红肿等，与过敏性鼻炎可统称为过敏性结膜炎。皮肤过敏主要表现为面部、四肢等暴露部位的皮肤丘疹或瘙痒，严重者可见湿疹样改变。

花粉症的发作特点主要表现为季节性发作、地区性发作和与气候变换有关。

季节性发作。花粉症的发作时间与植物的花期相吻合，每年都在固定的时期发作，医生需要掌握当地致敏植物的花期和花粉飘散特点才能为该地区患者的变态反应做出正确的诊断。而且季节性发作的持续时间无规律，少则数天，多则数月，待花粉播散期一过病情自然缓解。部分花粉症患者合并有室尘、尘螨过敏，病情可表现为常年性发作，季节性加重。

地区性发作。花粉症引起的哮喘病还有明显的地区性特征，患者通常仅在致敏花粉飘散的地区发病，移居到无花粉飘散的地区症状可以明显缓解。所以了解当地的大气中飘散的花粉种类和数量对该病症的诊断有重要的意义。

另外，花粉症的发作与气候变化也有关系。气候变化会改变空气中的花粉浓度，从而影响花粉症的症状，如在江南梅雨季节中的连阴天、多雾季节、下雨天或无风的时候，症状会明显好转。而干热多风的时候则病情加剧。

健康小贴士

　　春夏时，小儿对花粉过敏是很多父母最为担心的事情。儿童的花粉症往往在两三岁后发生，主要采取以下预防措施：在空气中花粉浓度高的季节，父母可以让孩子有规律地服用抗组胺药物，如扑尔敏等；对于比较严重的花粉过敏性鼻炎和花粉过敏性哮喘患儿，应该有规律地局部使用激素；父母还要努力减少小儿暴露在花粉中的机会，如在花粉的授粉期要关闭门窗，早晨空气中的花粉密度高，尽量推迟小儿上午出门的时间，不要在户外晾晒小儿的衣物和被褥等。

花粉过敏家庭预防措施

我们知道花粉过敏易发生在春、夏季。植物的花期不同，每个月份的过敏原也不同。发生花粉过敏多是对某种特定植物的花粉过敏，记录下自己过敏症状发作的时间，了解周围的植被环境，可以帮助判断引起人们过敏的花粉。避开那种植物的花期月份，过敏的人也能出游。

花粉月历是一种很有用的指南，但是人们要注意不同气候或者气候反常会使植物的开花时节稍微提前或延后。此外，某天某种特定花粉的数量也可能因为当天的天气及大气情况而有所不同。花粉指数是指 1 立方米的空气中飘浮的花粉微粒数量，低于 50 算是低量，高于 200 算是很高了。但如果你对花粉过敏，即使指数很低，也可能会引起很严重的症状。

家庭预防措施

不要在室外久留。白天尽可能不要待在室外，尤其是花粉指数高的时间，例如晴天时的傍晚。要做户外运动时，尽可能选择花粉指数最低的时候，如清晨或者是一场阵雨之后。

戴眼镜。戴眼镜可以降低眼睛受到过敏影响的概率，人们不妨用有镜片的眼镜代替隐形眼镜或是外出时戴上太阳镜。

出游尽量避开过敏季节。可能的话，不妨考虑到海边度假，因为海风会使空气中几乎没有花粉，也可以考虑选择到一个没有诱发因素会引起过敏的国家度假。

不要在室外晾衣服。在室外晾衣服容易沾染花粉，导致过敏，所以尽可能在屋内晾干衣服。

安装车载过滤器。如果人们在考虑购买新车，不妨购买空调设备中已经有花粉过滤装置的车种，这种小型的过滤器已经越来越普遍，不仅豪华的车中有配备，普通车中安装得也不少。

避开污染物。要避免使你症状加剧的所有东西，如空气中的灰尘及马路上的各种气味。

戒烟。有花粉过敏症的吸烟者应停止吸烟。

在鲜花盛开的季节，过敏有时不可避免，此时药店里销售的抗组胺药物对过敏症状会有很大的帮助。如果症状严重，应该尽快看医生。

健康小贴士

春季花粉诱发的症状较轻，一般十几天就会过去。但九成以上的对花粉过敏者为夏秋季的杂草花粉所致。夏秋季节的杂草是世界范围主要致敏花粉的来源，它们诱发的症状重，持续时间长，一般两个月左右症状才会消失。花粉过敏者一般以青年多见，也有人认为与出生月份和出生地有关，如出生月份恰好是开花时节，出生地又是在花草较多地区的附近，就容易过敏。

皮肤易过敏，选化妆品应谨慎

人们的皮肤通常分为干性皮肤、中性皮肤、油性皮肤和混合性皮肤，不管是哪种类型的皮肤都有可能是敏感性皮肤。不管你的皮肤有多好，只要容易出现"过敏"问题，就会被称为敏感性皮肤，而且敏感性皮肤很容易破坏皮肤的"美感"。你是敏感性皮肤吗？可以做下测试。

敏感性皮肤的特点

过敏性皮肤通常比非过敏性皮肤敏感，很容易出现发红、瘙痒等症状，下面这些特点都是过敏性皮肤容易出现的：

☐ 皮肤看上去很薄，经常可以看到皮肤下，尤其是脸颊部位皮肤出现红血丝。

☐ 遇到空气或气温的变化，皮肤容易出现泛红、发热等现象。

☐ 受到外界刺激，如飘柳絮时节或者花开时节，很容易出现皮肤变红或者瘙痒、刺痛等症状。

☐ 皮肤上经常出现红肿和皮疹。

☐ 尝试新的化妆品时，容易出现发红或瘙痒症状。

☐ 即使皮肤炎症褪去，也很容易留下印痕或斑点。

敏感皮肤的主要特点是对刺激的敏感性，这种刺激可能来自体内，如食物或内分泌不调等；也可能来自体外，如阳光、空气中的灰尘等。敏感皮肤很容易对这些刺激做出发红、瘙痒或者起斑疹等反应。同过敏体质一样，拥有敏感性肌肤的人通常也有遗传因素。

敏感性肌肤选化妆品应谨慎

由于敏感性肌肤对刺激非常敏感，环境、接触皮肤的衣物以及化妆品的变化都有可能引起皮肤的"过敏反应"，因此在更换这些物品时一定要谨慎。对于女性来说，化妆品是生活中不可或缺的物品，而这类物品最容易导致皮肤过敏。

洁面产品的选择

皮肤有越干燥越容易敏感的特性，而且非常"害怕"刺激，因此敏感性皮肤的护理品选用，应以不含酒精、香料、防腐剂等成分为准。对洁面乳，敏感性皮肤的人群应避免选用强碱性的，不管你的肌肤是否为油性皮肤。对于拥有敏感肌肤的人来说，最好选用温和的、偏微酸的，而且洗脸时水温既不能太热，也不能太冷。另外，拥有敏感性皮肤的人也不宜使用磨砂膏或去死皮膏等对皮肤有"强"影响的用品。

保湿水选择

清洁过皮肤后，就要开始保湿了。大部分人保湿的方法是使用爽肤水，不过一般的爽肤水是为了让皮肤有清爽、光滑的感觉，为此会加入酒精，而酒精会刺激敏感肌肤，导致皮肤发红。因此，肌肤敏感的人群并不适合使用爽肤水，而适合选用性质温和，且不含酒精、香料的营养水。当然，如果皮肤对爽肤水已经适应，继续使用也是非常好的选择。

乳液或霜的选择

乳液是补充水分、维持皮肤滋润最好的方法之一，而大多数人可能每天不用爽肤水、日霜、晚霜，但一定会用乳液来保持皮肤湿润，因此乳液在人们印象中，对皮肤影响非常大。对于敏感性肌肤的人来说，选择乳液也好，选择霜也好，还是要选择性质温和的，不添加特别成分的天然用品为好，或者选择偏微酸性的、无香料、标明敏感皮肤专用的。如果不能确定哪些保湿用品含有刺激物，那么只使用凡士林涂抹在易过敏的区域也非常好。当然，凡士林还可以作为临睡前保养或促使皮肤修复的化妆品。

隔离乳选择

由于敏感性皮肤与刺激物接触后，最容易引起皮肤过敏反应，所以很多拥有敏感肌肤的人喜欢用隔离乳或隔离霜来"隔开"皮肤与空气中的刺激物。不过，有些隔离乳油性过大，外出时更容易沾上灰尘等刺激物，再加上涂着隔离乳的肌肤透气性变差，更容易出现瘙痒、发红等过敏反应。因此，对敏感性皮肤的人来说，最好不要涂隔离霜或隔离乳，如果要涂也要选择那些透气性好，且相对来说清爽的产品。

除了上面提到的各类化妆品外，面膜也是现代人喜爱的一种护肤手段，但面膜因其所含成分的差异也会给皮肤带来不一样的刺激。比如，某些红酒面膜中有红酒成分，就可能会刺激敏感肌肤产生过敏反应。因此，拥有敏感肌肤的人在选择面膜时，要与选择其他化妆品一样，尽量选择那些"性温"而不刺激的产品。

健康小贴士

拥有敏感肌肤的人群可以用最安全、方便、便宜的面膜——酸奶面膜。每次吃酸奶时，留少许，将皮肤清洁干净后，将酸奶轻轻地用毛刷刷在皮肤上，并揉匀，保持 15 ～ 20 分钟后洗掉，不仅不会刺激皮肤、导致过敏，还会使肌肤变得柔嫩、细腻。

远离虫咬性皮炎

虫咬性皮炎是指由于被虫类叮咬，人体皮肤接触了其毒液或者虫体的毒毛，导致毒素进入皮肤，激起免疫系统释放出炎症物质引起的丘疹、皮炎性反应。一般来说，虫咬性皮炎多发生在 1 岁小儿或者青少年身上，所以又叫婴儿丘疹性皮炎或丘疹性荨麻疹。不过，在夏季潮湿的南方或海边，虫咬性皮炎也并不是只有儿童才出现的疾病。

虫咬性皮炎症状

虫咬性皮炎也是常见的过敏性皮肤病，通常是由于人体对蚊虫毒素产生过敏反应导致的，所以其症状有一定的过敏性皮炎症状：

☐皮肤上出现大小均匀的红色丘疹样水疱或"疙瘩"。

☐发生丘疹或"疙瘩"的地方瘙痒难耐。

☐经常反复性发作。

☐如抓破，可能会继续感染、化脓。

☐多发生在过敏体质人群中。

虫咬性皮炎的症状在春夏季节常见，这是由于春夏之际，蚊虫苏醒、活跃，而人们由于天气炎热，皮肤裸露在外，给了蚊虫叮咬的机会造成的。虫咬性皮炎的症状与中医所说的水疥类似，要注意区分。

被蚊虫叮咬过敏该怎么办

对于非过敏体质人群来说，被蚊虫叮咬后，也会发生起包、瘙痒、发红等症状，但往往会在一天或两天内消失，不过对于过敏体质的人来说，就会发生虫咬性皮炎。

虫咬性皮炎发生时，痒得难以忍受还不能抓，因为一抓，红包很有可能由数个变成一片。一般情况下，虫咬性皮炎引发的痒感很难通过一般方法，如涂抹薄荷膏、白花油、清凉油、牙膏等方法来止痒。如果被咬的面积或过敏的面积不是很大，可以通过涂抹皮炎平、艾洛松等皮质类固醇激素软膏的方法来止痒、消炎，达到减缓皮肤瘙痒的目的。不过，由于这类软膏中含有一定量的激素，不能长期使用，否则可能会出现皮肤萎缩、色素沉着、体毛增多等情况。

如果被咬的面积很大，用皮质类固醇激素软膏就不是很好的方法了，这很可能因用药量过大而导致一次性吸收激素过多。面对这种情况，可以尝试涂抹炉甘石洗剂，达到止痒效果。

如何预防虫咬性皮炎

预防虫咬性皮炎最好的办法就是预防自己被蚊虫叮咬，尽量减少或避免去可能会出现蚊虫的地方。

尽量避免到草地花丛中去。如果必须要去，也应该穿宽松的长衣长裤，再喷洒一点驱蚊的风油精、花露水等。

要经常清理地毯、席子等容易藏虫子的家居用品。清理这些家居用品时，一定要先清洗或者经过除尘处理，然后再拿出去暴晒。在清洗凉席时一定要更为注意：由于夏季炎热，人体容易出汗，皮屑和灰尘很容易浸入凉席缝隙中，滋生螨虫或其他小虫，因此一定要用开水烫洗，并暴晒后再使用。

拥有过敏体质的人群，在平常可以多吃一些富含 B 族维生素的食物，如谷物、动物肝脏等，也可以通过直接服用 B 族维生素药剂来增加体内 B 族维生素的含量。因为，B 族维生素经人体消化后，会在人体体表产生一种蚊虫非常害怕的气味，从而预防蚊虫叮咬，而这种气味人是闻不到的。另外，多余的 B 族维生素也不会在人体停留，而是会被排泄出去。所以也不必担心摄食了过量 B 族维生素而"中毒"。

房间可以定期进行杀虫处理。居住多年的房子，在地板下或者堆放杂物的角落里很容易滋生蚊虫，而人们每次打扫可能都打扫不到这样的角落，所以不妨在休息的时候，空出 1 天或者半天的时间，给房间每个角落喷洒杀虫剂，然后关好门窗出去游玩几个小时。回来后，再打开门窗通气，清扫房间，相信这样房间内的蚊虫肯定会少很多。

当然，在房间内喷洒杀虫剂时，一定要做好防护措施，比如戴好口罩、遮盖好皮肤，回来后，一定要先开门窗通风后再进入房间休息。

健康小贴士

夏季是虫咬性皮炎最高发的时节。由于室内环境闷热且潮湿，易使尘螨和霉菌等常见的过敏原大量繁殖。如果不能发现这些过敏原并且及时清除，很可能导致身体出现过敏症状，更可能加重病情或引发哮喘等。

秋冬季如何预防皮肤过敏

四季中，如果单纯以空气中微尘或过敏原来推算哪个季节更容易过敏，那么首先是春季，紧排其后的便是秋冬季节。秋冬季节气候干燥，皮肤的各组织新陈代谢减弱，抵抗力下降，很容易因这两个季节空气的温度及空气中的灰尘的刺激产生过敏反应。因此，易过敏人群应提前做好预防准备。

提高皮肤御寒能力

温度的变化是秋冬季引起皮肤过敏反应的重要原因。对于易过敏人群来说，温度刺激是一种非常可怕的刺激，它与空气湿度、风、太阳等环境因素配合起来，足以令皮肤丢失水分，变得脆弱，而此时空气中任何一粒微尘都可能会引起皮肤发生过敏反应。因此，人们要想避免在秋冬季节出现过敏反应，就要提高皮肤御寒能力，做到以下两点。

加强体育锻炼。加强体育锻炼，刺激血液循环，增强身体素质，提高皮肤抵御过敏的能力。另外，多参加体育锻炼可加强皮肤汗腺的分泌，从而提高皮肤表面湿度，促进新陈代谢，减少过敏反应发生。

注意皮肤保温。秋冬季节干燥而寒冷的北风，不仅吹干了皮肤的水分，还会降低皮肤抵御能力，增加皮肤发生过敏反应的危险。因此，在秋冬季节外出时，最好穿上保暖衣物，戴好围巾。

注意皮肤的保湿

皮肤越干燥，越容易产生过敏反应，而湿润的皮肤总是比干燥的皮肤更能阻挡住外界的刺激，因此易过敏人群在秋冬干燥的季节，要注意保持皮肤湿润。在室内，可以通过使用加湿器，以及经常在有暖气的房间里洒水来保持空气湿润，进而保持皮肤湿润。另外，还可以通过选择恰当的保湿化妆品以及保湿方法，如做面膜等方式，来保证皮肤的湿润。

多吃具有美容、保护皮肤作用的食物

在秋冬季节，少吃易过敏的食物，如海鲜等；多吃一些富含维生素的食物，如西红柿、大枣、胡萝卜、芝麻等。西红柿可生津止渴，抗衰老；大枣益气补血，可改善肤色；胡萝卜能清热解毒，对皮肤干燥、黑头粉刺等有很好的效果；芝麻可补肝益肾，令皮肤白嫩、润泽。

除了多吃以上对皮肤好的食物外，易过敏人群还应注意，在日常生活中饮食营养要均衡，少食油腻、甜食、刺激性食物。由于洋葱、大蒜、花椰菜、柑橘有一定的消炎、抗过敏作用，秋冬季节可适当多吃。

求助于医学手段

如有必要可以求助于医学手段，比如通过检测过敏原、实施抗过敏训练等，来增强身体抵抗力，减少过敏反应的发生。某些过敏反应严重的人，也可以通过脱敏治疗、改变过敏性体质的方法来预防过敏。医生可以通过化学方法，向易过敏人群皮下注射由过敏原、乳类、花粉等过敏物质制成的抗原浸液，改变易过敏体质的血清，促使免疫系统做出调整，使过敏者体内产生对过敏物质的抵抗力，从而有效地防止过敏。这种方法对治疗过敏、预防过敏非常有效，且不会使易过敏人群产生生理上的依赖，非常适合易过敏人群使用。

在这里需要强调的一点是，如果皮肤上出现一丝过敏的痕迹，一定要注意防止"痒－抓－痒"的循环。否则可能会得到更糟糕的结果。

健康小贴士

在生活中，爱美的女士习惯于用护肤品来保养皮肤，而当皮肤发生过敏反应后，又会立即停止护理保养。这样的做法很容易导致皮肤水分不足，并恶化皮肤过敏反应症状。因此，易过敏人群一定要小心。平时在选用皮肤保养品时，尽量选择温和无刺激的，如果出现了皮肤过敏反应，可停用皮肤保养品，但应保持每天3次温水清洗，并换特效疗肤水润肤，以保证皮肤保持相应的湿度。

得了过敏性皮肤病要如何护理

皮肤发生过敏反应后，可能会出现瘙痒、红肿、脱皮等现象，此时的皮肤表征已经发生了改变。由于炎症等问题，细菌更容易进入皮肤内，因此要格外注意护理，以免更多的细菌进入身体，导致更严重的疾病。

过敏性疾病的发病与环境、饮食、生活方式有很大的关系，因此过敏性皮肤病的护理也需要从这几个方面入手。

过敏性皮肤病的环境护理

过敏反应与环境密切相关，天气干燥、气候变冷或变热，或者周围种植的孢子植物成熟等都可能会引发易过敏人群发生过敏反应。当身体出现过敏症状时，要注意环境对皮肤的影响，保证居住环境中的温度在25℃左右，同时要保证室内相对湿度在50%～60%。另外，在春夏之际，还要注意防止花粉、柳絮等物飘进室内，引起皮肤发生过敏反应。

室内的蚊虫、尘螨、动物毛发或皮屑等易引发或加重过敏反应，所以要尽量不养宠物，不铺地毯，经常除尘。此外，家中还应禁止吸烟，并注意居室通风换气，尽量避免使用空气清新剂或让皮肤接触到杀虫剂。

过敏性皮肤病者衣着注意

过敏性皮肤病发病时，在皮肤表面可能会出现水疱、丘疹、脱皮等现象，对衣物要求比较敏感，此时最宜穿宽松的、透气性好的，而且质地为棉的衣物。贴近皮肤的衣物最好不要是丝、毛织品、涤纶等材质的，而且贴身衣物最好不带颜色，以免各种化学材料刺激皮肤，加重皮肤敏感症状。

在清洗衣服时，要尽量清洗彻底，如有条件，在每次清洗贴身衣物时，都用热水烫 10 分钟，可以避免水疱、丘疹中的毒素沾染到别的衣物或者好的皮肤上。另外，清洗衣物时，一定要将洗涤剂洗干净，以免洗涤剂残留物刺激过敏皮肤，加重过敏反应。

过敏性皮肤病者生活方式要注意

过敏性皮肤病发病时尤其要注意生活方式。一般说来，生活方式对人的健康有非常大的影响。

不要在太阳下暴晒。阳光中紫外线 UVA 和 UVB 可以直接到达皮肤真皮层，诱发日光性皮炎，这无疑会加重过敏性皮肤病的症状。对过敏性皮炎正发作的患者来说，适当的阳光照射对疾病的恢复是有好处的，但暴晒就会加重紫外线对皮肤的伤害，导致病情加重。因此，过敏性皮肤病正发作的人群在外出时，要避免暴晒。

适当锻炼身体。锻炼身体是改善体质的好方法，但对于过敏性皮肤病正在发作的人来说，锻炼身体过程中一定要注意减少汗液分泌对皮肤的刺激，运动后要及时洗澡，洗澡后注意及时涂抹润肤剂。

在饮食方面，应注意清淡饮食，尽量避免进食那些容易引起过敏的食物。此时，也不宜进行食物耐受性训练。同时，由于过敏性皮肤病正在发作，一般人的脾胃可能会出现虚弱的情况，所以生冷的食物、含酒精食物及饮料也在禁食之列。

另外，在过敏性皮肤病发作期间，尽量不要在症状表现区域涂抹护肤品，要给肌肤一段"休养"的时间。对没有过敏症状的区域，可以继续使用以往使用过的护肤品，滋养皮肤，提高皮肤的抵抗力。

健康小贴士

当过敏性皮肤病发作时，皮肤非常脆弱，而此时补充大量的水分，既可以增强皮肤的活力，提高其"恢复"的速度，又可以提高其抵抗力。生活中，可以通过多喝水或者洗澡后及时涂上凡士林等保湿剂的方式来补充水分。当然，如果是水疱型过敏性皮肤病，也可以通过选用薏米、冬瓜、山药、红豆加鱼腥草、炒黄连煲汤的方式加快皮肤的新陈代谢。

维生素 C 有助于缓解过敏症状

维生素 C 是生活中最常见的一种营养素，它存在于各种蔬菜、水果之中，而且含量丰富。它具有非常强烈的还原性，可以减少体内因新陈代谢产生的自由基。维生素 C 口味酸甜，是各种营养素中口味比较清爽、令人喜爱的类型。最重要的是，维生素 C 可以缓解或预防过敏症状，这点深受易过敏体质人的喜欢。

维生素 C 对过敏性疾病有哪些作用

对于维生素 C 如何作用于过敏性疾病的机制，目前研究还没有更确切的结果。不过大量的临床试验研究证明，维生素 C 结合某些药物使用，对过敏性疾病的治疗作用要比单独使用某些药物好得多。当然，维生素 C 也不是万能的，它只对下面这些过敏性疾病治疗有一定作用。

过敏性紫癜。在过敏性疾病中，过敏性紫癜是相对比较严重的过敏性疾病。维生素 C 作为一种强还原剂，能在一定程度上阻止体内自由基的产生，保护血管细胞不被氧化损伤。而过敏性紫癜主要是由于毛细血管和小静脉通透性增加，变得更加脆弱引起的。维生素 C 的强抗氧化能力，能保护毛细血管和小静脉，增加血管的弹性，减少血管变脆弱的机会。另外，维生素 C 能改善并影响淋巴细胞合成免疫球蛋白，减轻血小板的聚集，使得血流更加畅通，减少渗出。

过敏性鼻炎。过敏性鼻炎是由于异物进入体内，并导致细胞释放出组胺等物质引起的，而维生素 C 在体内具有抑制组胺生成的功能，能改善毛细血管通透性，减少组织液渗出，在一定程度上改善过敏性鼻炎流清涕、鼻塞等症状。

过敏性皮炎。维生素 C 具有促进胶原蛋白合成、抗氧化，保护皮肤不受紫外线伤害的作用，而过敏性皮炎往往会损失一定的胶原蛋白，并且受紫外线影响。从这点看，服用维生素 C 也是过敏性皮炎非常好的辅助疗法。

如何增补维生素 C

虽然维生素 C 是生活中常见的营养素，很多人也都曾自己补充过维生素 C 药剂，但事实上，补充维生素 C 也要讲究技巧，否则很容易造成体内维生素 C 过量，导致其他疾病。

对于易过敏体质的人来说，补充维生素 C 有两种方式，一种是从食物中获取，另一种是直接补充维生素 C 药剂。从食物中获取维生素 C 相对来说更为安全，无论食用多少富含维生素 C 的食物，一般来说都不会出现维生素 C 过量的情况。生活中常见的富含维生素 C 的食物有各种酸甜口味的蔬菜、水果，如西红柿、卷心菜、白菜、花椰菜、草莓、柑橘、柠檬、大枣、山楂等。

通过服用维生素 C 药剂的方式来补充维生素 C 含量要注意，如果是严重的过敏性疾病，应谨遵医嘱。如果自己服用维生素 C 药剂，则要注意下面这几点：

□最好在餐后立即服用。此时服用，身体对维生素 C 的吸收率可达到 60%；而在空腹时服用，吸收率只有 20%。

□在补充维生素 C 时，最好单独服用，而不要与其他药物同服，以免降低疗效。

□补充维生素 C 药剂，不必天天服用，可以每服用 5 天后停用 2 天，这样既能达到效果，又不会有补充过多的危险。

在这里提醒易过敏人士，维生素 C 补充过量后，可能会出现腹泻、腹痛症状，要引起注意。

健康小贴士

皮肤病虽然不如各种癌症那么危害巨大，但却会给生活、学习和工作带来极大的困扰。我们应该在平时的生活中注意预防，尤其是在皮肤病的高发季节更应注意。春夏时节，过敏性鼻炎、过敏性皮炎容易高发；而在秋冬季节，以湿疹为表现的过敏性疾病容易高发。易过敏人群应给予足够重视。

调节情绪防过敏

皮肤神经也容易受到大脑的影响。生活中，情绪的低落或沮丧，或者其他一些负面情绪很容易导致皮肤血液循环不良，影响血液对皮肤营养的输送，促使皮肤中各细胞过早衰老，缺乏应有的抵抗过敏原的能力。而调整情绪，经常使情绪保持愉快，可以增强皮肤的抵抗力，减少皮肤过敏的发生。

不过，过敏性疾病同其他的疾病又略微不同，因为对其他疾病来说，只有不好的情绪会影响疾病恢复，好的心情会让疾病恢复得更快一些。对过敏性疾病来说，好心情和不好的心情可能都会加重过敏性疾病的症状，诱发过敏性疾病。想要过敏性疾病尽快好起来的最佳情绪是平和。然而，世事难料，人生变幻，没有经过一番情绪"修炼"的人很难做到不惊不喜。那么，普通人要怎么做才能达到"平和"的境界呢？

学会控制情绪

生活中既有发自内心的快乐，也有痛彻心扉的烦恼和挫折，人不可能一直处在好情绪中，也不可能永远沉浸在不好的情绪里。生活既然如此，能改变的只有自己，学会调整控制自我情绪，有助于身体健康。每当要发火或者情绪特别激动时，都要有意识地提醒自己，不要激动。几次下来，就能相对稳定地控制情绪了。

多看一些使心情趋于平和的书籍

心情在很大程度上会受到心理暗示的影响，多看一些使自己心情趋于平和的书籍，能教会自己如何控制情绪，平静地看待各种事情。而且受到书中平和情绪的影响，患者在平时也能更好地保持平和的心情。

多做一些使自己心态平和的运动

某些运动也具有平和心态的作用，比如太极拳、太极剑、瑜伽等有一定禅意在其中的运动，既可以锻炼身体，又可以开阔心胸，使心情更加平和。

不要太在意别人对自己的看法

在过敏性疾病发作期间，最重要的是心情平静，既不要过于消极，也不要过于激动，这两种极端情绪都不利于过敏性疾病的恢复。而生活中，过于重视别人对自己的看法，必定会产生患得患失的心理，造成情绪的波动。在这里提醒易过敏人群，或者正在遭受过敏性疾病痛苦的人群，在生病期间尽量不要关注别人对自己的看法，以减少情绪波动概率，避免过敏性疾病加重或复发。

情绪对疾病的影响是在潜移默化中进行的，在人们的印象中，只有那些急剧波动的情绪才会对过敏性疾病造成明显的影响，导致疾病的复发或病情的加重，但其实那些小的情绪波动也会影响体内内分泌系统的功能，导致疾病发生。因此，在生活中，不仅要学会控制急剧波动的情绪，还要学会使自己保持平和的心态。

健康小贴士

要想拥有比较平和的心态，关键是要学会控制情绪。情绪是生理的一部分，有着一定的"生理性"，所以对情绪比较敏感的人，比如情绪一直处于激昂状态的人而言，要想拥有平和的心态好像很难。不过，为了身体健康，为了少得病及不得病，无论多难，也要学会控制或调解。

脱敏治疗的宜与忌

过敏性疾病带给人的苦痛十分难熬，所以很多有过敏体质的人都想能够一次根治过敏性疾病。不过，过敏性疾病与体质和个人的免疫系统有关，从理论上讲，过敏性疾病是无法根治的。但是由于脱敏治疗方法的出现，使易患过敏性疾病的人又看到了希望——即使不能根治，至少可以减少过敏现象的发生。

脱敏治疗的适应证

脱敏治疗并不适合所有的过敏性疾病，它只对吸入性过敏性哮喘、过敏性鼻炎、过敏性结膜炎、过敏性皮疹等Ⅰ型变态反应疾病有作用。简单说来，脱敏治疗可能对那些因普通生活中呼吸或皮肤接触的灰尘、粉尘、花粉等过敏原引起的过敏性疾病更有效果，而对于因药物导致的或者迟发型的过敏性疾病暂时没有明显的效果。

过敏反应发生后，机体处于缓解期的抗炎时期，最适宜进行脱敏治疗。而且此时采取脱敏治疗，可以同其他的抗炎治疗同时进行。比如，吸入性过敏性鼻炎发生后，缓解期时可以进行脱敏治疗，同时还可以进行吸入糖皮质激素或色甘酸钠的抗炎治疗，效果明显。

接受脱敏治疗要注意什么

脱敏治疗是通过不断让易过敏人群重复接触其过敏原，进而提高身体的耐受能力。因此，要接受脱敏治疗，应先确定导致自己过敏的过敏原。在进行脱敏治疗前，可以通过仔细询问病史，以及某些过敏原检测，如皮肤变应原试验、支气管激发试验、免疫学试验等，来确定导致自己过敏的过敏原。

除了确定过敏原外，还要注意病情的严重程度。因为脱敏治疗也有风险和并发症，病情特别严重者疗效差，风险系数与发生并发症的可能性都会增加，因此病情严重者并不适合做脱敏治疗。

最后还有一点特别需要注意的是，并不是所有的过敏性疾病患者都适合做脱敏治疗。

哪些人不适宜进行脱敏治疗

脱敏治疗的方法除了"挑选"病症外，还会"挑选"人，有些人不适合进行脱敏治疗。如：

☐如果查出的变应原超出 3 种，而且 3 种变应原是完全不相关的，或者变应原难以查清，或者变应原可以避免的哮喘患者，则不主张进行脱敏治疗。

☐病情不稳定的人不适合做脱敏治疗。因为脱敏治疗存在着一定的风险和并发症，很有可能导致病情不稳定的人病情加重。

☐过敏性疾病出现并发症，如过敏性哮喘，合并支气管炎、阻塞性肺气肿等病症，不适合做脱敏治疗。

☐如有高血压、冠心病，且不宜使用肾上腺素的患者，不适合进行脱敏治疗。

☐病患如缺乏合作精神，或者有严重的心理障碍，不适宜进行脱敏治疗。

□合并严重自身免疫性疾病，或者有恶性肿瘤的患者，不适宜进行脱敏治疗。

另外，孕妇、过敏性疾病发展严重的患者，以及有过敏性疾病的老年人也不适宜进行脱敏治疗，以免增加过敏性疾病治疗和发生并发症的危险。

健康小贴士

从临床治愈情况来看，对于一些难以避免的变应原所诱发的哮喘患者；由外界过敏原导致的过敏性疾病，且病情尚处于早期阶段的患者；以及患过敏性疾病的儿童，在进行脱敏治疗后，效果比较明显。

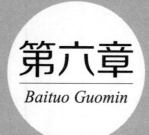

第六章

Baituo Guomin

中医治疗过敏性疾病

　　中医认为过敏是由于内脏不调引起的，因此治疗过敏应以调养为主。中医的这种观点与过敏的"时发时退""遗传"等特点非常符合，因此更多的人希望能通过不良反应较小的中医调理的方式来治疗过敏性疾病。

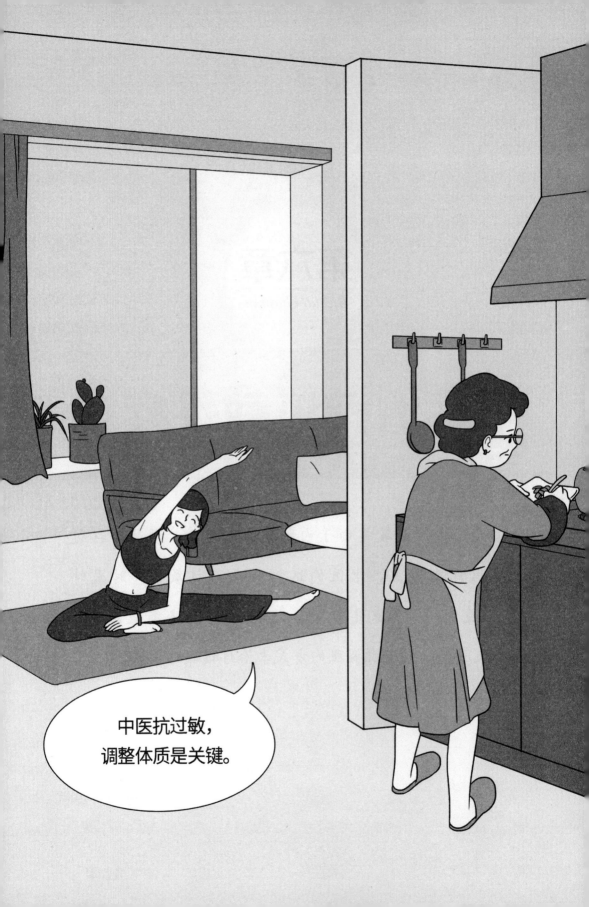

中医治疗过敏性疾病的优点

过敏性疾病是免疫系统的特异性反应，是全身性的机能紊乱性疾病。不过，过敏性疾病同其他全身性疾病相比，除了特别严重的过敏性疾病或是过敏性疾病持续时间过长，会对身体造成危害外，生活中大多数过敏性疾病并不会造成身体某个器官或某项机能发生不可逆的损害。从这点上来说，过敏性疾病是一种比较"平和"的疾病。治疗"平和"的、全身性的，而且是看似无法根治的疾病时，中医往往是一种非常好的选择。

中医诊治过敏经验丰富

在中医近五千年的治疗史中，虽然并没有"过敏"的概念，但在治疗方面，中医的经验却非常丰富。中医把过敏看作是风、寒、湿、热邪侵入人体，影响"卫气"保护作用的表现。尽管中医没有对过敏性疾病进行总体的归纳与总结，但对于某一种过敏性疾病的治疗，中医却有各种各样的理论。如对荨麻疹，中医就说"风邪挟寒、湿、热为患"，其中湿邪不易速去，便成为湿热内蕴、疾病缠绵不易治的趋势。中医观察到了荨麻疹的特点，同时也表明荨麻疹这类疾病一旦拖延就不易治疗。不过，在治疗过程中，医生们通过观察用药与荨麻疹症状的变化，得出了一系列缓解或治疗荨麻疹的经验。

中医治疗过敏性疾病从"全"出发

西医治疗过敏性疾病，主要针对过敏疾病本身，首先寻找过敏原，然后输入药物"抵消"或减缓体内过敏情况的持续产生，以此来达到保护机体的目的。而中医不同，中医在对待过敏性疾病这个问题上，关注点是全身性或者因过敏而导致的器官或组织的变化。因此，中医在治疗过敏性疾病的用药方面更全面。它既能抑制体内过敏反应的持续发生，又会对因过敏而导致的器官、组织伤害进行保护和维护。

当然，西医通过各种技术寻找到过敏原后，会提醒易过敏者注意避免过敏原。

中西医治疗效果比较

西医治疗过敏性疾病，主要针对过敏、病理、病变局部治疗，而过敏性疾病往往是全身性疾病，所以简单地按照抗过敏治疗，某些疾病的治疗效果往往不能令人满意。而中医在治疗过程中，不仅治疗过敏性疾病，而且还通过扶正、调整人体气血阴阳等方法，使某些过敏原失去抗原性，使人体再接触原来的过敏物质时不再发生过敏性疾病。

另外，西医针对过敏性疾病的药物，很容易导致易过敏人群其他因素的过敏反应或其他不良反应，而长期服用抗过敏药物，还可能促使过敏人群产生耐药性、抗药性，影响其他疾病的治疗。中药的不良反应比化学药物小，在治疗过程中，产生抗药性及耐受性的机会也比较少，基本不会影响其他疾病的治疗。

健康小贴士

当然，在这里并不是强调中医好还是西医好，中医、西医在发展过程中各有优点。在生活中，患者更希望的是结合中西医的治疗特点，兼用中西医中对疾病有益的部分，治疗过敏性疾病，减轻疾病所带来的痛苦。

中医对过敏性疾病的认识和用药原则

中医认为，过敏性疾病是由于风、寒、湿、热等"邪气"入侵身体所致，所谓"邪气"进入身体，先停留在皮毛和肌肉腠理之间，在人体中上下窜扰，影响人体"卫气"功能的发挥，继而深入游走于经脉之间，影响身体健康。如果"邪气"加重，或者与身体中的其他邪气合并，就容易出现红肿的风团、风疹等表现为皮肤变化的过敏性疾病。

中医对过敏性疾病的认识

中医认识过敏性疾病的方式与西医略有不同。西医主要针对人体对过敏原的反应，由内而外认识过敏性疾病，而中医则是根据人体产生过敏反应后所表现的现象，由外而内逐渐深入的。

中医认为，过敏性疾病虽然表现于"内"，但与外界因素密切相关。皮肤性过敏疾病，或者是发生于呼吸道的过敏性疾病都是"风邪"入侵的结果，其内因是患者"易感外邪"。事实上，"风邪"包括了飘散于空气中的各种致敏因子，而"易感外邪"则是身体"卫气虚"的结果。在中医看来，卫气就是身体的"盾牌"，《素问·痹论》中说："卫者，水谷之悍气也，其气慓疾滑利，不能入于脉也，故循皮肤之中，分肉之间，熏于肓膜，散于胸腹。"指卫气源于脾胃之气，居于皮肤和腠理之间，活动能力非常强，具有护卫肌表、温养内外、抗御外邪、滋养腠理、开合汗孔等作用。"卫气虚"则外邪容易侵入。

除了"营卫之气虚""易感外邪"外，中医认为，不同的过敏性疾病还与不同的器官虚弱有关，如过敏性哮喘、过敏性鼻炎与肺脏、脾脏、肾脏虚弱有关。"卫气"赢弱，脏腑失调、虚弱，如外邪入侵，身体无法抵御，则发生疾病。

中医治疗过敏性疾病的原则

中医在治疗疾病时，通常使用望、闻、问、切等手段，对患者的家族史、患者病史及发病前的环境、行为进行了解。当然，在治疗具体的过敏性疾病过程中，中医的方法对于发现过敏原非常有益。不过，中医治疗过敏性疾病并不是从过敏原入手，而是从全身性的"固本培元"入手。

补肾固肾为本。中医认为"外邪入侵""卫气虚"会导致疾病，而肾脏为先天之本，主藏精。在人体中，肾脏的强弱影响肾气以及五脏六腑的强弱。因为肾脏"主藏精"，能储存身体中最为精华的部分，而当脏腑运营需要时，肾脏则会把所藏精气供给脏腑。治疗过敏性疾病要阻挡"外邪入侵"，一方面要避免接触"外邪"，另一方面要提高各脏腑的能力，使脏腑之气变强，由内抵挡"外邪入侵"。

健脾补气为主。肾脏是先天之本，脾胃为后天之本，"先天之精"禀受于父母，与生俱来，它的稳固需要后天之本的供给。脾胃为后天之本，其气来源于水谷精微，转输五脏六腑，以使脏腑之精气充盛。只有脏腑之气充盛，身体才能健康，有足够力量抵抗"外邪"。因此，中医治疗过敏性疾病也提倡健脾补气，提高自身免疫力。

调和营卫法。大多数过敏性疾病都与"风邪"有关，而营卫之气是阻挡"风邪"最好的武器，因此在治疗过敏性疾病过程中，要注意增强营卫之气。

另外，针对过敏性疾病出现的痒、痛、肿、麻等症状，中医也会选用具有一定脱敏作用的中药，以缓解过敏症状。

健康小贴士

中医认为，过敏是由于"风邪"所致，是因为体内的气不足导致外邪入侵，所以在平时要多补气，脾是气血化生的源头，补气就要健脾。除此之外还要补肾，肾就像是人体的粮仓，粮食不足，身体自然会生病。简言之，健脾补肾才是治疗过敏的首要原则。并且还要提高自身免疫功能，加强体育锻炼，强健体魄，如参加长跑、登山、游泳、散步，坚持一年四季用冷水浴鼻、浴面、擦身、擦胸等。

中医抗过敏，调整体质是关键

过敏性疾病的发病因素与过敏体质有很大关系，因此，治疗过敏性疾病时，应该以纠正过敏体质为切入点，这样才能从根本上消除过敏性疾病产生的土壤。那么如何才能纠正过敏体质呢？

中医体质学认为，过敏体质是由于身体气虚卫表不固，血热易于风动，受风邪侵袭造成的，因此，过敏体质的人应注意增强营卫之气，固本培元。除了使用必要的医疗手段外，中医特别看重日常生活的饮食调养。易过敏体质的人平时饮食应清淡、均衡，少食荞麦（含致敏物质荞麦荧光素）、蚕豆、牛肉、鹅肉、海鱼、虾、蟹、酒、辣椒、浓茶、咖啡等；少吃腥膻发物及含致敏物质的食物。应多食用具有补脾肺之气、清热凉血等功能的食物，如山药、大枣、百合、桂圆、绿豆、冬瓜、木耳、南瓜、莲子等。

在生活起居方面，过敏体质者要注意以下几个方面：

□保持室内清洁，被褥、床单要经常洗晒。

□在冬季、春季等过敏性疾病易发时期，要减少室外活动时间，以避免接触过多过敏原。

□不宜养宠物。因为宠物毛发中常常藏有导致过敏的灰尘、花粉，以及小寄生虫、螨虫等。

□起居应有规律，积极参加各种体育锻炼，避免情绪紧张，以提高身体抵抗力。

另外，如果室内进行装修，装修后也不宜立即搬进居住。因为装修中用到的部分材料也可致敏。

当然，不同的过敏性疾病致病原因不同，调理方法也不同。下面向大家介绍几种常见的过敏性疾病的食疗方法。

过敏性鼻炎食疗方

辛夷花煲鸡蛋：辛夷花10朵，大枣4枚，熟鸡蛋2个（去壳）。先用水煮大枣、鸡蛋约30分钟，后下辛夷花，再煲10～15分钟，喝茶吃鸡蛋。

玉屏风散粥：黄芪60克，白术30克，防风10克，生姜15克，粳米90～150克，红糖或白糖适量。先将前两味煎半小时，后入防风煮沸取汁待用。生姜切成丁，加粳米及适量水煮成粥，倒入药汁调匀，再加红糖或白糖调味服用。尤其适合对冷空气过敏的过敏性鼻炎患者食用。

过敏性哮喘食疗方

灵芝苏叶茶：灵芝6克，苏叶6克，厚朴3克，茯苓10克，冰糖适量。将所有药材加适量清水煎30分钟，滤出茶汁，调入冰糖，分2～3次服。

黑木耳粥：黑木耳2朵，粳米100克，红枣50克，冰糖适量。将黑木耳放入温水中泡发，择去蒂，除去杂质，撕成数瓣后放入锅内；另将洗干净的粳米100克、红枣50克一并放入锅内，加水适量，用大火煮沸后，改用小火炖熬至黑木耳、粳米烂熟，调入适量冰糖，分3餐服完。适合于体质较弱的过敏性哮喘患者。

健康小贴士

食疗虽然有一定的增强体质、改善过敏症状的作用，但不能当作药物食用。当身体出现明显过敏症状时，要及时去医院就医、用药，而不能仅凭食疗方来治疗。

中医治疗过敏性皮肤病

由于中医擅长观察病症、病状，因此对于表现在外的过敏性皮肤病，中医在发展过程中给予了足够的重视，并积累了足够多的治疗经验。随着中医的发展以及西医的引进，现代中医吸取了西医学中的科学部分，在治疗方法上也体现了中西合璧的良好效果。

中医检测过敏原

古时中医虽没有过敏的概念，但在诊治疾病时，中医大夫则遵循望、闻、问、切的诊断方法，会先询问患者发病前的情况，并考虑是否因某种物质导致患者出现某种反应，这实际上就是对过敏原的检测。只不过，这种检测带有很大的主观性，而且易受到患者的引导。现代中医学吸取了西医的检测方法，通过过敏检测仪检验患者可能接触的过敏原，并根据仪器检测的结果以及患者发病前的环境来推断过敏原。

仪器检测过敏原虽然准确，但却忽视了易过敏者在成长过程中对某些易导致过敏的物质的耐受性，检测出的过敏原虽然全面而准确，但却并不能完全解释易过敏者此次过敏的原因。因此，仪器检测的结果，也只能作为医生诊断的参考。现代中医依然像古代的中医一样，在患者用仪器做了过敏原检测后，还是会先问病患在发病前做了些什么、接触了哪些物质，以及病人家属是否有某种物质的过敏史等，然后再结合过敏检测仪的结果进行诊断。

简单说来，现代中医依然在使用"最古老"的过敏原检测法——

问，只不过在诊治过程中，结合了"问"的结果和仪器检测结果，使诊断结果更具科学性。

中医治疗过敏性皮肤病的方法

中医在治疗过敏性疾病时，强调辨证施治，根据病情缓急程度而采取不同阶段的治疗方法并且更注重寻找导致过敏性疾病的内因。如过敏性皮肤病，中医根据经验将其内因分为因风、湿、热邪侵入血液或肌肤而导致或因血热又感外风而发病。在治疗过程中，中医将过敏性皮肤病分为以下几种：

湿热，且热重于湿型。这类过敏性皮肤病发病急，皮肤上多出现粟米大小的疹子，并接连成片，同时伴随着疹子发红、发热、肿胀等症状。湿热型皮疹往往水疱密集，水疱发展成熟会糜烂渗液、瘙痒。在全身性症状方面，可能会出现上火症状，如发热、心烦、口渴、舌红苔黄、小便短赤、大便秘结等。患此型过敏性皮肤病的患者应采用具有清热利湿、泻火解毒的处方来治疗。

湿热，且湿重于热型。此类型的过敏性皮肤病多表现出皮损，同时伴有轻度潮红、瘙痒、食欲不振、疲倦无力、舌苔白、大便不爽或便溏、小便不畅等症状。如果症状没有及时缓解，则会出现糜烂渗出且渗出物较多的情况。此时宜选用具有除湿作用的防风通圣丸等药物。

脾虚血燥型。此类型过敏性皮肤病多表现为干燥型，一般没有较多渗液型疹子出现，可能表现为少许渗液后脱屑。如病程延长，则可能出现皮损区粗糙肥厚、色泽暗浊、舌淡苔白、瘙痒明显等症状。此时宜选用能够健脾燥湿、养血润肤的方子，如参苓白术散等。

另外，中医讲究用药物与食疗相辅相成的方式来治疗，因此对患有过敏性皮肤病的患者来说，除了要使用上述药方外，还要注意下面的生活禁忌：

□饮食宜清淡，不宜吃海鲜等"发物"，也不宜吃具有刺激性的食品。

□不要用过热的水清洗患处。

□当出现瘙痒感时，尽量控制自己，不要抓痒。

□生活中，要保持个人及居住环境的卫生，以免接触到过敏原。

□在进入陌生环境前，要做好防护措施。

健康小贴士

过敏性疾病多发生在春天，中医认为春天的气候特征是"以风气为主令"，即"风邪"。它既可单独作为致病因素，也常与别的邪气兼夹为病，伤人身体。"风邪"的另一个特点是变化无定，往往上下窜扰，逆于上可直达额顶，犯于下可侵及腰膝胫腓等。所以在春季的时候我们要做好防"风邪"的措施，保护身体不受侵害。

过敏者要补充抗过敏食物

中医除了用药外，还提倡食疗。自古以来，人们就相信食物中含有可以对抗身体疾病的元素，而食疗也成为生活中保持健康的非常重要的一项内容。另外，由于导致过敏的因素非常复杂，因此中医建议有过敏体质的人，在生活中坚持清淡的饮食，并注重饮食对身体健康的影响。

易过敏者饮食总则

过敏者要在日常的饮食中注意营养均衡，做到戒烟限酒，少吃刺激性的食物，多吃一些具有抗过敏效用的食物，加强机体的防御能力。除了这些，易发生过敏反应的人，还需要注意以下几点。

保证充足的蛋白质和铁。饮食中应多吃瘦肉、动物肝脏、豆腐、豆浆等。

多吃新鲜蔬菜和水果。新鲜蔬菜可补充各种维生素和无机盐，一些果品类食物不仅可祛痰止咳，而且能健脾补肾养肺，可预防过敏性皮肤病。

忌食海鲜类、肥腻及易产气食物。鱼虾、肥肉易助湿生痰；产气食物如韭菜、地瓜等对肺气宣降不利，对易发生过敏性呼吸道疾病的人是一种"威胁"，故均应少吃或不吃。

饮食宜清淡，忌食刺激性食物。注意少接触容易引起过敏的食物或在尝试易导致过敏反应的食物时，给自己身体一个"缓冲"的时间——先少量尝试，如没有过敏反应，再正常进食。生活中易导致发生过敏反应的食物有牛奶、鸡蛋、花生、大豆、杧果、菠萝、某些坚果及海产品等。另外，对这些食物产生过敏反应的人，也容易对某些交叉食物产生过敏反应，比如对牛奶过敏的人，可能还会对羊奶产生过敏反应等。因此，易过敏的人在接受新的食物时，一定要先少量尝试，确定没有过敏反应后，再正常进食。

抗过敏食物

同许多能导致人体产生过敏反应的食物一样，在食物的世界里也存在着一批能够帮助身体免疫系统增加耐受性的抗过敏食物。

紫苏。紫苏是一种可以食用的植物，同时也有药用的功效，这种植物能消痰、润肺、止痛、解毒，可以提高身体免疫力，在一定程度上缓解身体发生的过敏反应。

红枣。红枣中含有大量抗过敏物质——环磷酸腺苷，可阻止过敏反应的发生。不过，由于红枣偏湿热，所以平时有"上火"症状的易过敏人群最好不要多吃。

蜂蜜。蜂蜜是一种营养非常丰富的食物，每天喝一勺蜂蜜可远离季节性过敏症状。蜂蜜中含有微量的蜂毒，可以治疗支气管哮喘；蜂蜜含有少量的花粉粒，常喝会对花粉过敏产生一定的脱敏作用。在调饮蜂蜜时要注意，蜂蜜不可以高温加热，还需要长时间坚持喝，但对蜂蜜过敏的人以及1周岁以下的婴儿最好不要喝。

金针菇。金针菇中含有丰富的赖氨酸、精氨酸以及锌元素，经常食用金针菇有利于排除重金属离子和代谢产生的毒素与废物。金针菇里面所含的蕈菌多糖等物质，还有提高人体免疫力、抗菌消炎、防御肿瘤的作用。金针菇菌柄中含有一种蛋白，可以抑制哮喘、鼻炎、湿疹等过敏性病症，没有患病的人也可以通过吃金针菇来加强免疫系统。

胡萝卜。胡萝卜中的 β－胡萝卜素能调节细胞内的平衡，能够很好地预防花粉过敏症、过敏性皮炎等过敏反应。易过敏人群可以通过常食胡萝卜来预防过敏。不过，在吃胡萝卜时，一定要炒着吃或者炖着吃，因为胡萝卜中含有脂溶性维生素，这两种吃法更利于维生素的吸收。

绿茶。在茶叶中含有大量酚类化合物——儿茶素，能够减轻花粉症等过敏病症。不过，儿茶素很容易被"发酵"破坏，所以绿茶的效果最好，而经过发酵的茶，比如普洱或红茶等，其中的儿茶素已经被破坏了。

薏米。生活中还可以多吃薏米。在《神农本草经》中薏米被列为上品，它可以治湿痹、利肠胃、消水肿、健脾益胃，久服轻身益气，巩固营卫之气。

健康小贴士

如果自身是过敏体质，又不喜欢吃药，那就应通过食物来进行补充，多吃一些具有抗过敏物质的食物，来提高自身的抗过敏能力，增强免疫力。当然在吃的时候，也要远离那些对自身有刺激性，能够引起过敏的食物，不然就适得其反了。

过敏性鼻炎的中医疗法

中医将过敏性鼻炎称为鼻鼽，是指因禀赋特异，邪犯鼻窍所致，以阵发性鼻痒、连续喷嚏为特征的疾病。中医认为鼻鼽的发生与细菌、病毒无关，是因为身体营卫之气、肺脾之气虚弱，并对外界刺激过于敏感，而形成的鼻塞、打喷嚏等症状。

在中医理论中，导致鼻鼽发生的原因有很多，肺气虚寒、脾气虚弱、肾气亏虚、肺经伏热等都可能导致鼻鼽的发生。

肺气虚寒型

由于自身先天不足或者体质虚弱等原因，导致肺气亏虚，卫外不固，腠理疏松，营卫失调，使得风寒异气乘虚侵袭，为鼽为嚏。由这种原因导致的过敏性鼻炎常有流清涕、阵发性鼻痒、喷嚏，早晚易发等症状。这主要是由于肺主卫外，肺气虚则卫表不固，不能经受风寒异气侵袭，且早晚自然界阳气不足，肺虚之体此时亦阳气不足才导致这种病症的出现。

中医认为，治疗肺气虚寒型过敏性鼻炎要益气固表，摄津止涕。

脾气虚弱型

脾胃为后天之本，脾气虚弱，则阳气不足，无法为肺气提供滋养，容易导致肺气虚弱，营卫之气不固，易感外邪，引发鼻鼽。由脾气虚弱导致的鼻鼽，鼻塞、鼻胀较重，有阵发性鼻痒、喷嚏、流清涕的症状，多见于小儿。这种情况是由于脾为后天之本，主运化，升清降浊，如脾虚，则运化之功降，肺气得不到滋养，亦虚，风寒异气侵袭，则鼽嚏阵发。

面对这种情况，中医主张健脾益气，固表止嚏。

肾阳亏虚型

肾为先天之本，后天运化之精微存储于此，以滋肺腑，肾阳不足，藏精受碍，滋肺腑之功减弱，肺失温煦，营卫之气不固，易感外邪。外邪入侵后，又加上肾阳不足，命门火衰，导致脾肾两虚，不能温化固摄水液，使得寒水上犯，以致清涕下注为鼽。由这种原因导致的鼻鼽多会出现阵发性鼻痒、喷嚏、流清涕或喷嚏频作，连连不已，清涕量多如注等症状。

面对由肾阳亏虚导致的鼻鼽，中医认为治疗应补肾益气，温阳固表。

肺经伏热型

肺经虚寒易使营卫之气不足，易感外邪，导致鼻鼽，而肺经伏热，也容易导致热上行犯鼻窍，导致鼻鼽。这类原因导致的鼻鼽会表现出遇热气或进食辛热的食物时，鼻子出现胀塞、酸痒不适、频打喷嚏、鼻流清涕等症状。检查鼻子时，会发现下鼻甲肿胀，色红或紫暗，同时伴随着咳嗽咽痒、口干烦热等症状。

因肺经伏热型导致的鼻鼽治疗应本着清宣肺热、散邪适窍的原则。

健康小贴士

　　中医治疗过敏性鼻炎有着不错的疗效，虽然如此，我们还是要注意防范，除了避免接触过敏原之外，还要根据中医提出的症状进行对比，积极进行治疗。多借鉴一些中医书籍，譬如《黄帝内经》，运用里面的知识来补充自身亏失的气，以达到强身健体，预防外邪入侵的目的。

中医治疗过敏性疾病的"绝招"

对于过敏，最好的方法是改变身体免疫系统对过敏原产生的过敏反应，不过这种方法，无论是中医，还是西医，都还没有掌握。只要吃某种药物或进行某项治疗就可以避免所有可能发生的过敏反应的观点是不科学的。因此，无论从中医观点来看，还是从西医观点来看，治疗过敏性疾病都没有特效药。

不过，鉴于过敏产生的原因，中医和西医都提倡提高身体素质，提高抵抗能力。从这一点来说，中医治疗过敏性疾病确实又是有"绝招"的。因为，与西医相比，中医更注重日常生活对过敏的预防作用。

提高体质抗过敏

一般说来，过敏都是由于体质因素。而体质因素要考虑两方面：一方面是遗传的；另一方面是生活中由于某些细节，导致免疫系统过度机敏引发的。无论是哪一方面，过敏都与体质有关，只要改变体质，就有可能改变容易过敏的现状。其实，提高体质并不是通过改变基因或者免疫系统来预防过敏，提高体质就相当于提高了人体对过敏原的耐受性。而且提高体质，增强代谢，也容易保持免疫系统的"正常"反应，使得它在面对某些过敏原时，不要发生"过激"反应。

生活中，很多孩子都有小时候对某种食物并不过敏，但长大或者几年后再接触某种食物，就会发生过敏反应的情况，而且过敏程度也轻重不一。在面对这种状况时，父母往往会很迷惑，为什么我们都没有过敏反应，孩子以前也没有出现过敏反应，现在却出现这么严重的过敏反应呢？这就是体质问题，它可能包含着两种原因。一是因为孩子本身就遗传了容易过敏的体质；二是因为体内积累了导致过敏的变态反应物。比如，一个孩子幼时对牛奶并不过敏，喝了 3 年后，突然对牛奶产生了过敏反应，就是因为在身体成长或代谢食物的过程中，生成的某些代谢物并没有被代谢出体外，而这种代谢物恰好可以刺激免疫系统对牛奶产生过敏反应。

要想改变或者预防这种情况，最好的方法就是尽可能将体内产生的、无关于成长部分的代谢物代谢出体外，即提高体质。提高体质的方法有很多，多做各种运动、多吃抗氧化食物等都可以提高体质。拥有过敏体质的人群应该保持良好的运动习惯，这有助于预防过敏的发生，同时也有助于提高机体对过敏原的耐受性。

中医的抗过敏药物

提高身体素质是减少发生过敏反应的最好方法，不过这个过程是缓慢的，对于已经有过敏症状的人来说，运动等提高身体素质的方法不能立刻减轻过敏的痛苦，同时还有可能让身体更加疲惫，而导致过敏症状更加严重。因此，提高身体素质的方法只适合暂时没有发生过敏反应或过敏症状已愈的情况。

在中药中，某些药材，如人参、灵芝、首乌、淮山药、党参、大枣、黄芪、枸杞、女贞子、菟丝子、五味子等，具有调整神经系统和内分泌、抗自由基、促进代谢、增强免疫功能的作用。但是中医治疗的精髓在于辨证施治，不能所有人一概而论，所以具体的药物选择还是需要咨询中医师后再应用。

健康小贴士

在医学上，最好的增强体质的方法是每天坚持跑步 30 分钟。一方面，外出慢跑可以增强体质，提高身体抵抗能力，减少体内积留的某些代谢物；另一方面，选择合适的环境慢跑，可以让易过敏者接触一点点过敏原，提高易过敏人群对过敏原的耐受能力。不过，这里需注意的是，一定要在合适的环境中进行慢跑，既不能是过敏原过多的环境，也不能是过于纯净的环境。

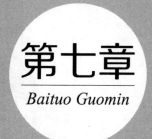

第七章
Baituo Guomin

其他过敏反应的常识

　　除了食物、药物等因素引起的过敏外，还有其他因素导致的过敏反应：如使用化妆品导致的"化妆品过敏综合征"；春季时常发生的紫外线过敏、花粉过敏；冷空气引发的过敏性鼻炎；性生活过敏；养宠物发生皮肤过敏等。

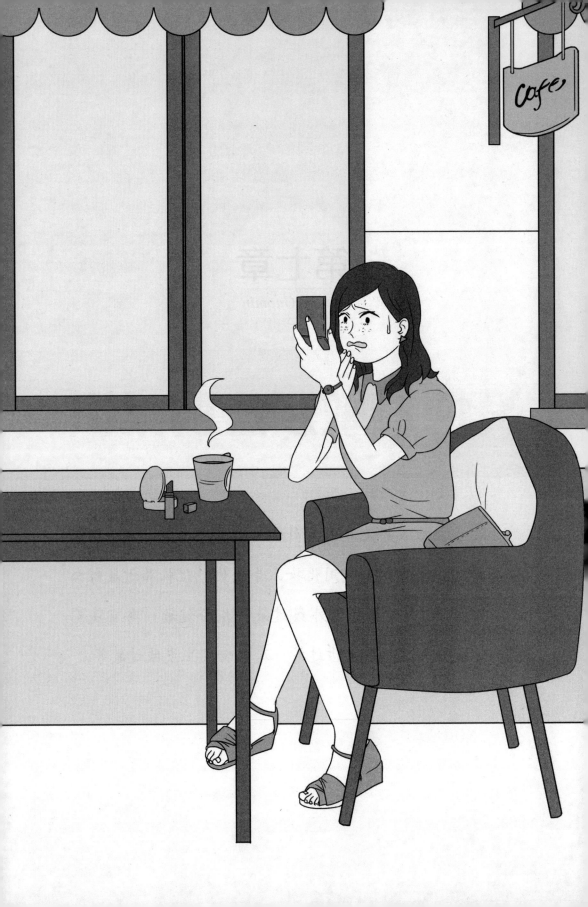

用化妆品后过敏怎么办

化妆品在满足了众多爱美人士的愿望后，也带来了一些引人关注的问题，最常见的问题就是"化妆品过敏综合征"。化妆品过敏综合征主要表现在对皮肤的刺激作用、过敏反应、光敏反应以及色素沉着四个方面。

刺激作用。一些化妆品中含有大量的人工合成化学物质，如色素、香料等，这些物质接触皮肤后，会直接刺激皮肤。使用者会出现皮肤瘙痒，甚至会引发神经性皮炎。染发是很多年轻人追逐时尚的标志，但是他们中很少有人知道染发药水中的过氧化物及氨水等会刺激头皮，使头发变脆易断、皮屑增多，造成皮肤灼痛等。

过敏反应。对于一些过敏体质的人来说，在使用口红以及含有各种香料、羊毛脂、防腐剂的化妆品时，会引起变应性接触性皮炎。高浓度的发乳、除臭剂、香水在有些过敏体质的人身上可引起各种变态反应，引起过敏性鼻炎、结膜炎、荨麻疹等。

光敏反应。一些化妆品（如口红）在吸收可见光的能量后，会损伤嘴唇部位细胞的脱氧核糖核酸，使该细胞发生突变，诱发唇癌。柠檬油、檀香油等是光感物质，在皮肤上涂搽这类化妆品，在日光下会发生细胞损伤，引起炎症反应。

色素沉着。一些化妆品，如纯茉莉花油、檀香油、香叶油会使一些有过敏体质的女性出现"色素性化妆品皮炎"，该病症主要表现为脸颊或额头出现浅棕色色素沉着，有时还会有轻度的丘疹或红斑，并伴有瘙痒的感觉。

如果购买的化妆品没有质量问题，人们使用后依然出现过敏反应，主要原因有：没有正确使用化妆品；交叉使用几种化妆品；在原有皮肤炎症的基础上使用化妆品。

使用没有质量问题的化妆品引起化妆品皮肤色素异常、化妆品痤疮等，主要是与人们选用化妆品不当有关。如油性皮肤的人选择油包水制剂的化妆品，会导致皮脂排泄障碍而形成炎症性丘疹、黑头粉刺，或者继发感染形成脓疱。

在选择化妆品时要注意哪些方面呢？首先了解自己的皮肤类型，选择适合自己皮肤的化妆品；不使用存放时间过长的化妆品，因为这类化妆品中的营养物质氧化分解、使用过程中受到外界的污染，细菌、霉菌等微生物大量繁殖易引起皮肤过敏、发炎；选择不含铅、汞的化妆品，以免长期使用引起慢性中毒；人们最好固定使用一种品牌的产品，如果频繁更换化妆品，使得皮肤不断接受新的刺激，会加速皮肤细胞的衰亡，导致皮肤老化及色素异常。

选购前的皮肤测试

人们在选择一款新的化妆品之前，可以做一个简单的皮肤过敏测试。该方法非常简单，用生理盐水或蒸馏水浸湿一块纱布，拧至半干，并折叠为四层约 1 平方厘米大小的形状，将化妆品涂在纱布的一侧，然后敷在小臂上，并盖上 1.5 平方厘米不透气的塑料薄膜。经过 24 ~ 48 小时的观察，如果测试部位出现剧痒或灼痛，说明该化妆品对皮肤有刺激性。如果试验部位没有任何症状，则表明该化妆品对皮肤无刺激性，较为安全。测试时如果化妆品对皮肤有刺激性，要及时清洗处理，该化妆品绝对不可再用。

正确使用化妆品

宜淡妆不宜浓妆。浓妆不但会令人看起来怪异，而且会抑制皮肤的顺利"呼吸"。

化妆不宜太勤。化妆要有间歇，否则皮肤会因得不到休息而变得伤痕累累。所以要适当让皮肤休息，不外出时不要化妆，平日在家只涂一点营养霜即可。

卸妆要及时，更要彻底。很多人因为化妆后好看，甚至睡觉的时候也不愿卸去，甚至有的人晚上还会重新上妆，这都是不妥当的。皮肤得不到休息，势必会老化受损。

购买化妆品时，要仔细查看化妆品的监督标识、生产日期等。

经常过敏的人，可选择无添加化妆品。

另外，人们还应练就识别劣质化妆品的火眼金睛。买化妆品时不仅要看外表，还要打开看看内容。劣质的化妆品或过期的化妆品品质会有一些改变，如化妆品的颜色会由原来的正常颜色变为黑色、黄色或褐色；质地变稀；出现气泡或怪味等。

健康小贴士

了解了某些化妆品的危害后，很多人不敢随便购买化妆品，于是过分依赖一些所谓的专业美容院。其实，美容院所使用的那些让人的皮肤瞬间改观的产品，对皮肤的伤害通常大于市场上销售的化妆品。

春天小心紫外线过敏

冬季的时候，人体已经适应了低紫外线的环境，而到了春季，空气中紫外线的含量增加，人体对紫外线的敏感性也会增高。这时皮肤的表皮细胞容易受到紫外线的射伤，发生变性、分解，使皮肤中的毛细血管扩张充血，出现丘疹、红斑等。紫外线过敏多发生在每年四五月份春暖花开之时，症状表现为脸部的皮肤布满红血丝，有时会出现红斑，上有米粒大小的丘疹并伴有轻度的脱屑。皮疹一般会随着天气的变热而自行消失，有的会留下色素沉着，所以，春天时人们应该注意防护紫外线对皮肤的伤害。

如紫外线过敏的症状较重，最好去医院就诊。主要采用局部外用药物疗法，以消炎、安抚、止痛为原则，可以外搽炉甘石洗剂或振荡洗剂即可。严重的可以用冰牛奶每隔两三个小时湿敷 20 分钟，直到急性症状消退。有全身症状者可以口服少量镇静剂和抗组胺剂，并给予补液或其他对症处理。尤为重要的是防止再次暴晒。

人们应该如何防止紫外线伤害呢？

打遮阳伞或戴遮阳帽。春季四五月份时的 12 ～ 14 点是日光中紫外线照射最强烈的时间，这时应尽量避免外出。必须外出时应穿长袖长裤，宜穿红色衣服，防止紫外线的危害。因为紫外线处于太阳"七色光谱"的最底层，波长最短，离红外光最远，故易被波长最长的红色接纳和吸收。

外出时外涂防晒霜。防晒霜是在普通化妆品中加入防紫外线膏剂调和而成的。其防晒原理一是把紫外线滤除，二是把紫外线反射回去。防晒霜的使用有效时间可以用防晒系数来表示，如 SPF8、SPF16 等，数值越高，代表该防晒霜的有效时间越长。

经常参加户外锻炼，使皮肤产生黑色素，借以增强皮肤对日光的耐受性。

可以适当对皮肤进行按摩。按摩会促进皮肤组织的新陈代谢，增强皮肤对黑色素沉着的抵抗能力，使皮肤充满青春活力。

除此之外，人们还可以采用药物防治，如服用 β–胡萝卜素、B 族维生素烟酰胺等。关于局部皮损的处理，晒斑可以采用炉甘石洗剂或冰水湿敷；慢性日光性皮炎可以外用激素类软膏和霜剂。由于人体面部的皮肤娇嫩，选用口服或外用药物时，一定要在医生的指导下进行。

健康小贴士

天然疗法治疗紫外线过敏：①芦荟凝胶，在阳光照射后数小时内外用。这种物质对紫外线过敏很有效，同时还能增加皮肤水分。②牛奶，当身体上出现较多的大疱疹时，可以用牛奶液（牛奶和水 50：5）湿敷，每次 15 ～ 20 分钟，每日 2 ～ 3 次，治疗持续到水疱干瘪即可。

冷空气——过敏性鼻炎的最"怕"

过敏性鼻炎最怕什么？通常人们都认为是花粉、病毒和寄生虫等过敏原，其实冷空气也是常见的过敏原，所以在寒冷的季节要注意保暖。早晨起床、出入有暖气的房间以及天气转冷时，容易打喷嚏、流鼻涕的人一般来说都是有过敏性鼻炎的。

很多人患有不同程度的过敏性鼻炎。鼻子除了作为一个"隔尘网"过滤空气中的尘埃外，还有调节空气温度和湿度的功用。冷空气又冷又干，鼻子会加速血液流动，增加分泌，吸入人体的空气经鼻腔的温暖与滋润吸入体内，以免冷空气伤害气管。因此，身体在冷天时对鼻子的需求特别高，过敏性鼻炎特别容易发作。

早晨起床后，身体会从静止状态至活动状态，各器官也开始逐渐苏醒，鼻功能需求也因此而提高，所以也是鼻敏感的高峰时段。另外，冬天从暖气房间走到室外，或者从室外走回房间，温度和湿度急速变化，鼻子也需要相应改变，此时，鼻子又会借机发难。

鼻敏感与伤风的病征很像，鼻塞、打喷嚏、流鼻涕，不过病情的发展和治疗方法却迥然不同。伤风是一种流行病，可以根治，如果得到适当治疗，一周内即可痊愈。此外，伤风引起的鼻子不适，可以使用局部血管收缩药，如鼻喷剂，用药后一瞬间就可以舒缓；不过这一类药物并不适合长期鼻病患者，因为长期使用血管收缩药，会降低鼻子对环境的反应，身体对药物产生依赖，甚至产生反弹作用，药效减退后，病情会突然恶化。

过敏性鼻炎是鼻黏膜受到外物刺激后产生的过敏反应，比如，当人们接触到硫酸或二氧化硫时，每个人的鼻子都会感到不适，这是必然反应，而不是过敏反应。所谓过敏反应是因人而异的，一个人对某种物质或某种环境出现不适，但其他人未必有同样的反应。

过敏性鼻炎有两种敏感类型，具体如下：

季节性的过敏性鼻炎。主要是因为空气中弥漫的花粉所致，也是常见诱发敏感症的病因。

全气候的过敏性鼻炎。这是空气中的霉菌、尘螨等致病原引起的过敏反应。九成以上的全气候性过敏性鼻炎是因为尘螨而诱发敏感的，常见的过敏原包括尘螨排泄物、蟑螂排泄物、宠物的皮屑、霉菌等。

当前针对过敏性鼻炎只能对症治疗。过敏性鼻炎不能根治，只有靠药物缓解病情，如果患者的情况严重，可能需要接受抗敏治疗或外科手术。当然，回避过敏原是最好的方法，避开或者减少接触过敏原可以舒缓病情，例如，用防尘套包隔床褥和枕头、避免使用地毯、减少家居的尘埃、定期清洗冷气机隔尘网等；其次还有药物治疗，以口服抗敏感药和局部鼻激素喷剂为主。口服的抗敏感药物主要是抗组胺类药物，可以快速抑制鼻子的过敏反应，需要注意由于药物会抑制神经，会使人昏昏欲睡；局部的鼻激素喷剂会抑制鼻腔的过敏反应，但由于喷剂中含有激素，剂量必须严格控制，药效一般在喷药后两周到三周才见效。

另外还有免疫疗法治疗过敏性鼻炎。把过敏原提炼成为疫苗，医生替患者注射经稀释的过敏原，剂量逐渐增加，让患者的免疫系统重新接纳过敏原。严重的过敏性鼻炎患者可以采用手术治疗。

健康小贴士

过敏性鼻炎在 20 岁到 40 岁的女性中间尤为多见。冬季发作的时候症状较重，皮肤斑块表面有细碎糠状鳞屑，甚至可出现轻度肿胀，奇痒难忍；还有的患者会表现为打喷嚏、流眼泪、眼睛发红、呼吸道发痒等过敏性鼻炎症状；还有的会发生过敏性哮喘、湿疹、荨麻疹等。

性生活发生过敏怎么办

在性生活中产生过敏反应也非常常见，它通常表现为男性阴茎红肿、疼痒或灼痛，女性阴道瘙痒，严重的还会导致溃疡。很多人一旦出现这些情况，往往认为自己是患了某种疾病，而忽视了过敏这一原因。

精液过敏。一些女性会对丈夫的精液发生过敏。如果女性是过敏体质，很容易发生过敏反应。过敏反应的症状表现为外阴部发痒，甚至会出现轻度充血与水肿，少数还会引起胸闷心悸或全身性的荨麻疹。

避孕套过敏。避孕套除了会影响夫妻性生活质量外，还可能导致过敏。比如男性使用后会出现阴茎头发痒、发红、刺痛，如果处理不好，甚至会发展为糜烂、溃破和渗液。女性的过敏症状则包括阴道及外阴部有瘙痒及烧灼感，阴道黏膜充血、水肿、白带增多等。

白带过敏。白带是由输卵管、子宫内膜脱落细胞与阴道分泌物组成的。性生活时，随着子宫颈黏液与阴道分泌物的增多，白带量也会增加。白带中有许多抗原性物质，可以成为过敏原，如果丈夫是过敏体质，同样会诱发过敏反应。

分泌物沾染性刺激。性生活时生殖器官的分泌物，如经血、精液、白带、包皮垢等，沾染在外阴部，虽然不会引起过敏反应，但对局部皮肤、黏膜可产生刺激，引起瘙痒和不适。

摩擦过敏。一些过敏体质的人，只要皮肤受到摩擦，哪怕是轻微的摩擦，就会引起一定的过敏反应。症状表现为局部性水肿，周围有红晕，并伴有瘙痒感等。

药物过敏。微黄色半透明的避孕药膜或者避孕药膏都可能会导致男性药物过敏，出现阴茎疼痛或瘙痒的感觉。

显而易见，当性生活时外阴部发痒，如果明确与过敏因素有关，应做抗过敏治疗。必要的时候可以在性生活前后服用抗过敏药物治疗，或者戴避孕套性交，以阻止与分泌物接触，减少过敏反应。如果明确是避孕套或者是外用避孕药物引起的过敏，可以改用其他避孕方法。在性生活结束后，应及时清洗性器官，并及时排尿一次或让妻子立即下蹲一会儿，让精液流出阴道等，都可以减少发痒机会。另外，预防性生活过敏要进行卫生的性行为。

卫生的性行为是指性爱前后的卫生处理：

一是指不与配偶以外的其他人有性生活；二是性爱前的最后准备是性交前的卫生，有人嫌麻烦，不愿履行性交前的卫生工作，这是不妥当的。

保持私处的清洁。男女双方在性交之间，尤其要注意卫生问题。阴茎是男性的生殖器官，在性交前一定要清洗干净，防止把细菌等带入女性阴道，造成女性过敏甚至使女性患妇科疾病等。特别是阴茎包皮与龟头之间的污垢要清洗干净，并且要翻起来把内皮洗净。女性的外阴有很多褶皱，皮脂腺、汗腺及阴道分泌物等常常积存在褶皱中，并且阴道位于肛门与尿道之间，很容易受到感染。应注意保持清洁。

洗手。会阴、外阴部温暖、潮湿，是一些过敏原侵袭的理想环境，它们一旦在此处落足，便会迅速安营扎寨、繁衍后代。而手部不洁是一些过敏原的源头所在，因此房事前一定要将手部洗干净，以免由于手的媒介作用把过敏原带到对方与自己的性器官上，引起一方或双方的过敏反应。

健康小贴士

为了减少避孕套过敏的出现，试用者最好购买正规厂家生产的合格产品，不使用不合格的过期的产品。过敏体质者不要选用情趣避孕套或含有药物的避孕套，因为此类避孕套多添加了其他物质，更容易导致过敏。另外，容易过敏的人可以在正式使用前试用一下，如果没有什么不适则可以放心使用。

养宠物谨防过敏性鼻炎

随着人们生活水平的提高，饲养宠物已成为一种时尚。小动物如狗、猫、鸟等确实可爱、诱人，尤其是小狗因其机灵乖巧常被主人奉为"掌上明珠"，视同家庭成员，整天抱在手上，搂在怀里。殊不知这些小宠物的皮毛中容易繁殖的螨是导致过敏性鼻炎的过敏原。

很多过敏性鼻炎患者对各种毛过敏。狗毛、猫毛、蟑螂等是主要过敏原。宠物毛常常会沾在人的衣物上，尤其是化纤衣物上。有的家庭甚至允许宠物上床、上沙发等，有的宠物甚至常年与人同眠，床单被褥上因此都沾有宠物毛。除此之外，屋尘螨和粉尘螨也是过敏性鼻炎的主要变应原。空调滤网灰尘中就有大量螨类滋生，因此空调送风也是尘螨过敏原一种重要的传播方式。这样一来，就会导致人体处于一个被宠物毛、尘螨时刻包围的小环境中，这是相当危险的。

中医上认为无论何种致病原，只要人体正气盛，就可以抗病而不发病。当一些过敏体质或体质虚弱的人接触这些过敏原时，就可发生过敏反应，导致鼻黏膜肥大，细胞释放大量组胺等活性介质，使鼻黏膜发生变应性炎症，表现为打喷嚏、鼻内痒感、流鼻涕、鼻塞等症状。

如果是过敏性鼻炎患者饲养宠物的话，有哪些注意事项呢？建议过敏性鼻炎患者最好不要接触宠物、喂养宠物，不但动物的皮毛会引起过敏，动物的唾液、皮屑及尿中的蛋白质也很容易引起过敏性鼻炎。有资料显示，一只猫或者一只狗每周可以产生大量的过敏性物质，所以：

□对于过敏性鼻炎患者，最好的办法是不接触宠物。

□如果一定要养宠物，过敏性鼻炎患者最好先花一段时间与别的小动物在一起，确定对其无过敏反应，或者喂养一些无皮毛的动物，如鱼类、乌龟等。

□定期给宠物清洁，可以请无过敏性疾病的人代为洗澡。

□清洗动物的笼子。动物的笼子即使在动物搬出数月后都可能存在过敏原。

根据中医上辨证施治的方针，患者可以通过温补肺脏、健脾益气、温补肾阳等方法进行调理，来提高患者的免疫力，改善病情。所以，早发现、早治疗是患者早日康复的前提。

健康小贴士

宠物能给人们带来愉悦和快乐，给人以情感的慰藉，所以很多人自然把宠物视为家庭的成员，宠爱备至。但这里要提醒你的是宠物又是家庭的过敏原，如果你是过敏体质，最好忍痛割爱，放弃宠物的喂养或者远离宠物；即使不是过敏体质，喂养宠物时，也要注意清洁和卫生，以免感染其他疾病。

最隐蔽的致敏因素——电脑辐射

科技的迅速发展让电脑几乎成了每个人必备的工具。电脑成为人们工作、学习、娱乐的重要伙伴。不能否认电脑的出现给人们带来了极大的便利，但是任何事物都包含着相对的两个方面，电脑也会给人们带来一定的伤害。电脑辐射引发的过敏性皮炎就是其中之一。

电脑这把"双刃剑"给人们带来的危害是：电脑在运行过程中会发出电磁辐射、光辐射等多种辐射污染。电脑辐射造成的皮肤过敏可以分为两种情况：一种是电脑的辐射指数超标，对使用者的皮肤产生刺激，这种放射性皮炎是一种很难治愈的疾病；另一种是对于光线过敏者，由于电脑屏幕具有光辐射的作用，人们面对电脑，就好像在晒日光浴，对光敏感的人长时间使用电脑就会过敏，或者是由于免疫功能失调，加上食用菠菜、紫菜、香菜等光感食物，从而对电脑光辐射产生敏感。

曾有人对 18 种品牌的计算机显示器进行研究后发现，大多数计算机显示器都会给使用者带来过敏反应，有 10 种显示器发出的辐射高得足以引起人们头痛、鼻子充血、皮肤瘙痒等症状。计算机启动之后，零部件就会不断地发热，于是就有过敏原从塑制的显示器中溢出，而这种过敏原随着计算机使用时间的延长而不断增大，因此长期使用旧计算机的危险就更大。

另外，当电脑屏幕的温度上升之后，便会释放出一种名为"磷酸三苯酯"的化学物质，这种物质广泛应用于电视与电脑屏幕中，被证实是一种接触性过敏原，极容易造成皮肤瘙痒等过敏反应。由于人们经常近距离使用电脑，电脑产生的辐射可能会导致过敏性皮肤暴露在外面的部分出现红斑或小红疹，奇痒无比，抓后反复脱皮，很难治愈。同时电脑发热散发出来的化学过敏原很容易附着在皮肤上，造成接触性皮炎，尤其是暴露在衣服外的脸部、手臂、颈部的皮肤，容易发生接触性皮炎、毛囊炎、色斑、青春痘等。

预防电脑辐射对皮肤造成的伤害，除了要避免长时间连续操作电脑外，还要注意以下几个方面：

□调整好电脑屏幕的亮度。一般来说，屏幕亮度越大，对人的辐射越强，反之越小。

□保持屏幕的清洁。每日使用电脑前，最好用干净的细绒布把屏幕擦一遍，减少落在上面的灰尘。

□做好面部与电脑的隔离。可以用隔离霜让皮肤与灰尘隔离，如使用美白保湿隔离霜、防护乳等。另外，可以用一些具有透气功能的粉底，也能在皮肤与外界灰尘之间筑起一道屏障，但不要用油性粉底。

□做好脸部的清洁工作。由于"静电吸尘"，用电脑会让你的脸很脏。用完电脑后要及时洗手、洗脸，按肤质选用不同系列的洁面乳清洗，让皮肤放松。

□经常给皮肤补水。电脑辐射会导致皮肤发干，人们可以在自己的护肤用品中添加一些水分很高的护肤霜和抗皱霜，经常给脸补水。如用 1 : 5 比例的甘油和白醋涂搽皮肤，既能省钱，又能让肌肤变得嫩滑。

□经常喝绿茶。茶中的茶多酚具有很强的抗氧化作用。

除此之外，人们在平日的饮食中可以多吃富含维生素 A 的食物，如胡萝卜、红枣、豆芽、动物肝脏、瘦肉等，以补充体内维生素 A 的不足。

> ## 健康小贴士
>
> 　　把电脑主机放得离身体越远越好，在显示器旁最好能放上一盆仙人掌来减少辐射。常使用电脑的人经常沐浴，可以减弱辐射对皮肤造成的过敏反应。